Wolf C. Ebner
Akupressur wirkt sofort

Wolf C. Ebner

Akupressur wirkt sofort!

Schmerzlinderung ohne Medikamente

Illustrationen von Sibylle Pohl

Ariston Verlag · Genf/München

CIP-Titelaufnahme der Deutschen Bibliothek

EBNER, WOLF C.:
Akupressur wirkt sofort!:
Schmerzlinderung ohne Medikamente /
Wolf C. Ebner. – Illustr. von Sibylle Pohl. –
Erstaufl. – Genf; München: Ariston Verlag 1989
ISBN 3-7205-1565-6
Vw: Elsner, Wolfgang → Ebner, Wolf C. [Pseud.]

Gestaltung des Schutzumschlages:
Atelier Höpfner-Thoma, GraphicDesign, BDG, München

Satz: RSM, Reutte/Tirol
Gesamtherstellung: Wiener Verlag, Himberg bei Wien

Erstauflage: August 1989
Printed in Austria 1989

ISBN 3-7205-1565-6

Inhalt

Einleitung
Was ist Akupressur?

Tut Ihnen manchmal der Rücken vom langen, verkrampften Sitzen, vom Heben, Tragen oder Bücken so weh, daß Sie nicht mehr wissen, wie Sie sich drehen und wenden sollen? Sicherlich fassen Sie sich dann unwillkürlich – Schmerz, laß nach! – ins Kreuz, als ob Sie es abstützen wollten. Mit dieser Geste sind Sie, ohne es vielleicht zu wissen, genau auf dem richtigen Wege der Schmerzlinderung, denn links und rechts neben Ihrem Gesäß liegen zwei Punkte, die schon im alten China als Heilpunkte bei Rückenschmerzen bekannt waren.

Akupressur, frei übersetzt: Heilung durch Fingerdruck, nennt sich die Behandlung, bei der durch Drücken, Beklopfen oder Massage eines oder mehrerer Punkte auf der Körperoberfläche Beschwerden gelindert, Schmerzen beseitigt und chronische Krankheiten in ihrer Heilung günstig beeinflußt werden.

Auch heute noch ist die *Akupressur* in China – dort *Tui Na* oder *An-Mo* genannt – ein fester Bestandteil der Medizin. Bereits Schulkinder lernen, welche Punkte sie gegen Konzentrationsschwäche, Schnupfen oder Müdigkeit massieren oder drücken müssen, und in Büros und Fabriken hängen Plakate, auf denen gezeigt wird, wie man sich von Kopfschmerzen, Nervosität, Wetterfühligkeit und vielen anderen Beschwerden befreien kann.

Erst vor wenigen Jahren hat die Akupressur – obwohl schon über fünftausend Jahre alt – auch in Europa ihren Siegeszug angetreten. Diese Art der Behandlung körperlicher Unpäßlichkeiten verdankt ihren Erfolg der Tatsache, daß man

o *keine Medikamente schlucken muß,*
o *sie selbst zur Erleichterung der Beschwerden anwenden und*
o *überall selbst praktizieren kann.*

Sicher haben Sie schon einmal am eigenen Leib erfahren, daß Sie einen Schmerz, der von einem Schlag oder Stoß herrührte, durch sanftes Massieren oder Drücken lindern konnten. Genauso funktioniert die Akupressur, die auf der Erkenntnis basiert, daß unser Körper von harmonisch abgestimmten Reiz-

und Energieströmen durchzogen wird. Ist nun einer dieser
Ströme gestört, dann erkrankt der Mensch. Doch eine gezielte
Punktbehandlung kann die Blockade aufheben und den
Gleichklang wiederherstellen.

Ein weiterer Pluspunkt: Die Akupressur ermöglicht es jedem
Laien, Schmerzen oder Beschwerden zu lindern. Dabei werden
bestimmte Punkte am Körper

o *mit einer oder mehreren Fingerkuppen beklopft oder mit*
   den Fingern gedrückt oder massiert.

Dieses Buch will den Erkrankten aufzeigen, wie sie mit Hilfe
der Akupressur eine Linderung oder Heilung herbeiführen
können. Dabei machen es die Zeichnungen der jeweils wichtigsten Akupressurpunkte dem Benutzer leicht, die einzelnen Vor-
gehensweisen nachzuvollziehen und die Behandlungen
durchzuführen. Doch ein wichtiger Hinweis sei schon jetzt
erlaubt: Es werden auch die Grenzen einer Selbstbehandlung
aufgezeigt, weil in vielen Fällen eine ärztliche Behandlung
unbedingt notwendig ist! Denn eine bakterielle Erkrankung
oder gar Knochenbrüche können durch die Akupressur natürlich nicht geheilt werden, selbst wenn Sie durch Ihre Behandlung erreichen, die Schmerzen zu lindern!

Zum Schluß der Einleitung noch einige wichtige Hinweise.
Für alle Behandlungen gilt:

o *Waschen Sie vor der Akupressur die Hände in lauwarmem*
   Wasser, und kneten Sie sie anschließend leicht durch. Das
   erhöht die Empfindsamkeit der Finger.
o *Drücken Sie nicht irgendwohin, sondern nur auf die*
   genannten Punkte!
o *Verlieren Sie nicht die Geduld! Regelmäßigkeit und Aus-*
   dauer sind von größter Wichtigkeit!

Wenn Sie diese Regeln genau einhalten, wird Ihnen das vorlie-
gende Buch ein wertvoller Helfer zur Linderung zahlreicher
Alltagsbeschwerden sein.

Alkoholprobleme
Die Akupressur hilft bei der Entwöhnung

Die Bekömmlichkeit von nur mäßig genossenen alkoholischen Getränken hängt von der körperlichen Verfassung des einzelnen Menschen ab, von dem Maß, wie sein Körper den Alkohol verarbeitet, und von der Art und Zubereitung der Nahrungsmittel, die er in dieser Zeit zu sich nimmt. Alkohol wirkt wie ein Narkotikum, das in kleinen Dosen enthemmt, in hohem Maße und schnell getrunken jedoch lähmend wirkt und Konzentrationsfähigkeit, Orientierungsvermögen, Urteilskraft sowie Umsicht und Selbstbeherrschung mindert. Der Genuß von Alkohol wird zum Mißbrauch, wenn der Trinker süchtig ist, das heißt, sobald er körperlich und seelisch vom Alkohol abhängig wird und sich von ihm beherrschen läßt, er also ein Alkoholiker geworden ist.

Wie kommt es zur Trunksucht? Oftmals ist die Veranlagung, sind Umwelteinflüsse, äußere Lebensumstände sowie die Erkenntnis, einer Lebens- oder Berufsaufgabe nicht (mehr) gewachsen zu sein, daran schuld. Der Alkoholismus beginnt gewöhnlich mit einem ersten Rausch, dessen anfängliche Phase überaus heiter ist: Phantasie und Gefühlsleben sind enthemmt, der Trinker ist meist gesprächig und mitteilungsfreudig. Aber auch gewisse Charaktereigenschaften treten deutlicher hervor: Der Zornige wird zorniger, der Leichtsinnige leichtsinniger. Auf dem Höhepunkt tritt dann eine Bewußtseinstrübung ein – dem Betrunkenen verbleibt keine Erinnerung.

Chronischer Alkoholismus hat körperliche und psychische Veränderungen zur Folge, die nicht mehr rückgängig gemacht werden können: empfindliche, oft schmerzhafte Schädigungen im Bereich des Verdauungstraktes, der Leber und der Nieren, dazu Herz- und Kreislaufstörungen, Versagen des Stoffwechsels und der Vitaminversorgung. Gleichzeitig muß mit einem Verfall der Persönlichkeit gerechnet werden, der mit einer Einschränkung der Affektkontrolle beginnt und mit totaler Verblödung enden kann – deutliche Worte zwar, doch in diesem Zusammenhang unerläßlich!

An all das sollten Sie denken, wenn Sie dem Alkohol tüchtig zusprechen wollen. Überlegen Sie doch einmal: Haben Sie es

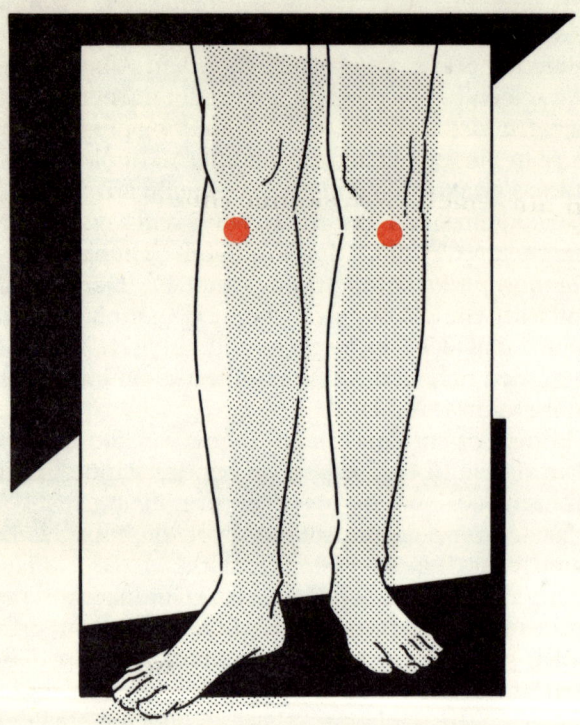

Alkoholentwöhnung

Setzen Sie sich auf einen Stuhl, und klopfen Sie mit beiden Mittelfingern gleichzeitig auf jene Punkte, die genau *in der Mitte unter Ihren Kniescheiben* liegen.

wirklich nötig? Wäre es nicht vielleicht besser, wenn Sie – schon allein aus Rücksicht auf Ihre Angehörigen – den Alkoholkonsum einschränken würden? Wie bitte – Sie glauben, es nicht zu schaffen? Aber natürlich schaffen Sie es! Denn die Akupressur hilft Ihnen dabei – Sie müssen nur durchhalten! Dann werden Sie in absehbarer Zeit dem Alkohol die kalte Schulter zeigen ...

Setzen Sie sich auf einen Stuhl, und klopfen Sie mit den beiden Mittelfingern gleichzeitig auf jene Punkte, die genau *in der Mitte unter Ihren Kniescheiben* liegen. Zehnmal hintereinander – einmal pro Tag reicht völlig aus.

Einen weiteren Punkt zur Alkoholentwöhnung finden Sie in der *Ellenbogenfalte*. Winkeln Sie zuerst Ihren linken Arm an, und umfassen Sie mit der rechten Hand Ihren linken Ellenbogen derart, daß *der Daumen genau in der Falte* liegt. Schon haben Sie den richtigen Akupressurpunkt gefunden. Drücken Sie fest mit dem Daumen darauf, und machen Sie dabei kreisende Bewegungen! Eine Minute lang, dann kommt der rechte Arm dran. Diese Übung sollten Sie mindestens dreimal täglich durchführen.

Der letzte Punkt gegen Alkohol liegt *an Ihren Handgelenken* – und zwar dort, *wo Sie den Puls fühlen*. Drücken Sie dort zuerst an der linken Hand zwanzigmal zu, anschließend machen Sie das bei Ihrer rechten Hand. Diese Behandlung sollten Sie fünfmal am Tag durchführen – und insbesondere dann, wenn Sie das Bedürfnis haben, Alkohol zu trinken. Sie werden sehen, Ihr Verlangen verschwindet sehr schnell!

Angina pectoris
Verschaffen Sie sich Linderung!

Manchen mag diese lateinische Bezeichnung an einen Mädchennamen erinnern, doch handelt es sich hier leider um etwas weniger Angenehmes. Die Rede ist von einer keineswegs harmlosen oder seltenen Erkrankung des Herzens. Sie äußert sich mit starken, infarktähnlichen Schmerzen, die allerdings von kürzerer Dauer sind und nicht so sehr von Angstgefühlen

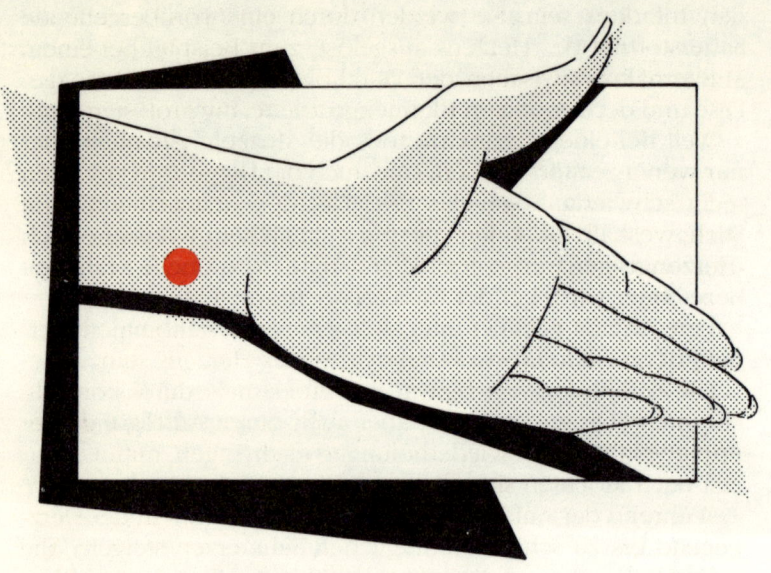

Angina pectoris

Falls Sie eine plötzliche Herzenge verspüren, legen Sie den Mittelfinger der rechten Hand auf die Innenfläche des Unterarms, und zwar *zwei Fingerbreit unterhalb des Handansatzes auf eine gedachte Verlängerungslinie zum kleinen Finger.*

begleitet werden und ohne ausgeprägte Symptome einer Kreislaufschwäche verlaufen. Die Angina pectoris ist eigentlich ein »Sammeltopf« für akute Herzschmerzen, deren Ursachen verschieden sind.

Solche Herzanfälle können auch die Vorboten eines drohenden Infarktes sein. Sie werden durch eine vorübergehende Sauerstoffnot des Herzens ausgelöst, zum Beispiel bei einem Mißverhältnis zwischen der Durchblutung der Herzkranzgefäße und der benötigten Blutmenge, die relativ groß sein muß.

Weil bei einer Angina pectoris die Muskeln gar nicht oder nur wenig zerstört werden, sind auch die Diagnosen zuweilen recht schwierig. Sogar das EKG läßt den Arzt manchmal im Stich, weshalb die Angina pectoris – auch dem Wortsinne nach »Herzenge« genannt – oft als sogenannte funktionelle Krankheit bezeichnet wird, bei der »richtige« Befunde fehlen.

Eine Angina pectoris muß stets sehr ernst genommen werden, denn sie kann ein »Angstschrei« des Herzens sein!

Die Anfälle der Angina pectoris werden meist durch körperliche Anstrengung ausgelöst, aber auch durch Aufregung oder üppige Mahlzeiten. Wiederholungen nach Tagen, mitunter gar erst nach Monaten sind nicht selten.

Während der Anfälle kann sich das Engegefühl in der Herzgegend bis zu schier unerträglichen Schmerzen steigern, die in den linken Arm, den Nacken und den Kehlkopf ausstrahlen. Oft ist der Anfall schon nach wenigen Minuten vorbei; er kann aber auch eine Viertelstunde dauern. Anschließend erholt sich der Betroffene erstaunlich schnell, denn wenn Schmerz und Schreck vorbei sind, spürt er meist keine Beschwerden mehr. Aus diesem Grund wird die Krankheit oft bagatellisiert.

Wenn Sie glauben, einen Anfall von Angina pectoris erlitten zu haben, ist ein Arztbesuch unbedingt erforderlich! Nur der Arzt wird diagnostizieren können, um welche Erkrankung es sich genau handelt und wie gefährlich die Krankheit ist. Sie dürfen einen Herzschmerz also keinesfalls verharmlosen, können aber einen Anfall der Angina pectoris durch Akupressur lindern, bevor Sie sich in ärztliche Behandlung begeben.

Falls Sie eine plötzliche Herzenge verspüren, legen Sie den Mittelfinger der rechten Hand auf die Innenfläche des Unterarms, und zwar *zwei Fingerbreit unterhalb des Handansatzes auf eine gedachte Verlängerungslinie zum kleinen Finger.* Diesen Punkt massieren Sie kräftig nach oben, etwa zwei Minuten lang. Danach machen Sie dasselbe mit dem linken Finger an der rechten Hand.

Der nächste Punkt befindet sich an *der dem Ringfinger zugeneigten Seite Ihres linken kleinen Fingers.* Dort müssen Sie *am Nagelfalz* mit dem Nagel Ihres rechten Daumens drei Minuten lang leicht klopfen.

Eine weitere Akupressurregion befindet sich in der Mitte Ihres Oberkörpers – *zwei Fingerbreit unterhalb des Brustbeinfortsatzes.* Legen Sie Zeige- und Mittelfinger auf diese Stelle, und massieren Sie nach oben. Aber nur sanft, sonst findet Ihr Herz keine Erlösung.

Bedenken Sie jedoch: Bei einem Anfall der Angina pectoris verschafft die Akupressur bloß Linderung; eine Heilung kann nur durch den Arzt erfolgen!

Angst
Wie Sie am besten gegen sie angehen ...

Nahezu jeder Mensch hat irgendwann einmal Angst: vor eigenem Versagen, vor Krankheit oder Tod, vor Massenvernichtungswaffen oder Umweltverschmutzung, vor dem Wirken bestimmter Politiker oder radikaler Gruppen, vor Geboten und Verboten, vor Kollegen, Konkurrenten und Vorgesetzten, vor Nachbarn, Bekannten und Unbekannten. Das Mißtrauen aller gegen alle und alles wächst und artet zuweilen in einen Verfolgungswahn aus: Man sieht überall Gespenster und Bedrohungen, und schließlich übertrifft die Angst vor dem Leben die Angst vor dem Tod.

Die Angst kann sich aber nicht nur zu einer seelischen Krankheit entwickeln, sie führt auch leicht zu körperlichen Beschwerden: Herzjagen und Schmerzen in der Brust stellen sich ein, man leidet unter Atemnot, Kopfweh, Schwindelgefühl, Augenflimmern und einem unangenehmen Druck im Magen.

Lassen Sie es gar nicht erst soweit kommen, sondern gehen Sie gegen die Angst an! Wie? Mit Hilfe der Akupressur können Sie es schaffen!

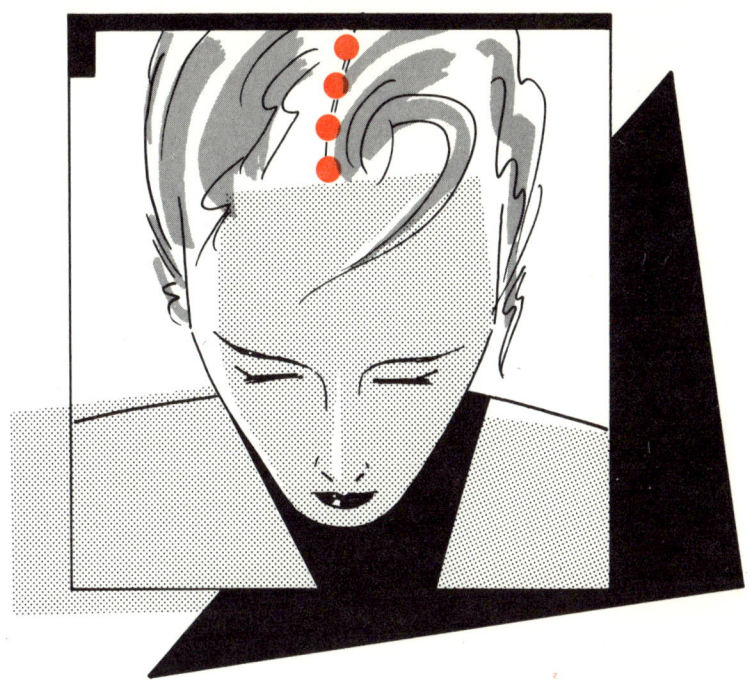

Angst

So gehen Sie bei einem Anfall von Angst vor: Nachdem Sie sich einen Mittelscheitel gekämmt haben, *klopfen Sie leicht auf die Mitte der Schädeldecke* mit den Kuppen von Zeige-, Mittel- und Ringfinger in einer geraden Linie von hinten nach vorn bis zur Stirn.

So gehen Sie bei einem Anfall von Angst vor: Nachdem Sie sich einen Mittelscheitel gekämmt haben, *klopfen Sie leicht auf die Mitte der Schädeldecke* mit den Kuppen von Zeige-, Mittel- und Ringfinger in einer geraden Linie von hinten nach vorn bis zur Stirn.

Der zweite Punkt gegen Angst liegt hinten *im Nacken*. Legen Sie eine Hand so dorthin, daß sie zur Hälfte noch den Haaransatz bedeckt – und achten Sie darauf, daß Ihre Nackenmuskulatur locker und entspannt ist. Nun drücken Sie nicht sehr fest zu und schieben die Haut fünfmal hin und her, wobei Sie am besten den Kopf entspannt nach vorne hängen lassen.

Noch öfter sollten Sie den folgenden Punkt behandeln, weil er sich gut zur Vorbeugung gegen Angstanfälle eignet: Legen Sie Ihren linken Arm auf eine Tischplatte, und klopfen Sie mit Zeige-, Mittel- und Ringfinger der rechten Hand *in einer geraden Linie von der Achselhöhle bis in die Ellenbogenfalte.* Tun Sie dies nur auf der linken Seite, nur von oben nach unten, nicht zu hastig und nur einmal! Aber wiederholen Sie diese Behandlung mindestens fünfmal pro Tag.

Ein weiterer Akupressurpunkt gegen Angst läßt sich besonders gut behandeln, wenn Sie nicht alleine sind. Denn es fällt gar nicht auf, daß Sie Ihre herannahende Angst bekämpfen: Pressen Sie mit nicht zu starkem Druck Ihre Daumen gegen die *Spitzen der Mittelfinger*, und zwar so, als wollten Sie die fleischigen Kuppen gegen die Nägel drücken. Wenn die Angst nicht weichen will, dann pressen Sie kräftiger, mindestens zwei Minuten lang.

Auch gegen Prüfungsangst gibt es eine recht einfache Akupressurmethode. Sollten Sie sich in einer Situation befinden, in der Ihnen all die Antworten, welche Sie vorher hundertprozentig geben konnten, einfach nicht mehr einfallen wollen, dann gehen Sie folgendermaßen vor: Legen Sie Ihre Hände gerade *auf die Knie*, und massieren Sie zwei Minuten lang den Punkt, der *genau unter dem Ringfinger* liegt. Schon bald wird sich Ihre Aufregung legen. Sollte die Angst jedoch bleiben, müssen Sie zusätzlich Ihre Ohren akupressieren: Nehmen Sie zuerst die *untere Kante des rechten Ohrläppchens*, und massieren Sie es zwei Minuten lang nach oben hin. Anschließend kommt das linke Ohrläppchen dran, bei dem die Massage jedoch nach unten erfolgen muß. Wenn Sie bereits vor der

Prüfung unter Angstzuständen leiden, sollten Sie mit den beiden letztgenannten Akupressurmethoden mindestens zwei Wochen vor dem »großen Tag« beginnen.

Appetitlosigkeit
Fördern Sie gezielt wieder Ihren Appetit!

Appetitlosigkeit kann vielerlei Ursachen haben. Sie gehört zu den natürlichen Reaktionen bei plötzlicher Erregung (Bedrohung, Gefahr), bei großen Enttäuschungen, schmerzlichen Erlebnissen (Tod eines Familienangehörigen) oder unter Zeitdruck. Kinder protestieren mit Appetitlosigkeit gegen Vernachlässigung, den Zwang, essen zu müssen, aber auch bei Konfliktsituationen in der Familie, wenn beispielsweise die Eltern des öfteren streiten.

Die Ursache der Appetitlosigkeit kann jedoch auch durch psychisch bedingte Konflikte hervorgerufen werden: durch unlösbare Schwierigkeiten im Beruf, durch die (vielleicht sogar unbewußte) innere Abwehrhaltung gegenüber einem ungeliebten Partner oder einem ungeliebten Kind. Auch der Ekel vor krankhaften Zumutungen oder unerfüllbaren Wünschen oder einfach die Angst vor Aufgaben und Fragen, mit denen man nicht fertig wird, können Ursachen sein.

Eine besondere Form der Appetitlosigkeit tritt zuweilen bei jungen Mädchen auf, die unmittelbar vor dem Übergang ins Erwachsenenalter Angst vor ihrer natürlichen geschlechtlichen Rolle bekommen. Appetitlosigkeit, Ekel vor bestimmten Speisen, Verstopfung, das Ausbleiben der Regel sind der Anfang eines körperlichen Abbaus, welcher zur völligen Abmagerung und zur Herabsetzung aller Funktionen des Organismus führt. Dabei bleiben diese Mädchen trotz ihrer »Pubertätsmagersucht« erstaunlich lange leistungsfähig – sie erfüllen ihre schulischen Leistungen und sonstigen Pflichten mit demselben zähen Willen, mit dem sie gegen ihren Selbsterhaltungstrieb angehen. Und sie versäumen keine Gelegenheit, ihre Mahlzeiten heimlich zu beseitigen oder sie wieder zu erbrechen.

Gegen all diese Formen der Appetitlosigkeit helfen Medika-

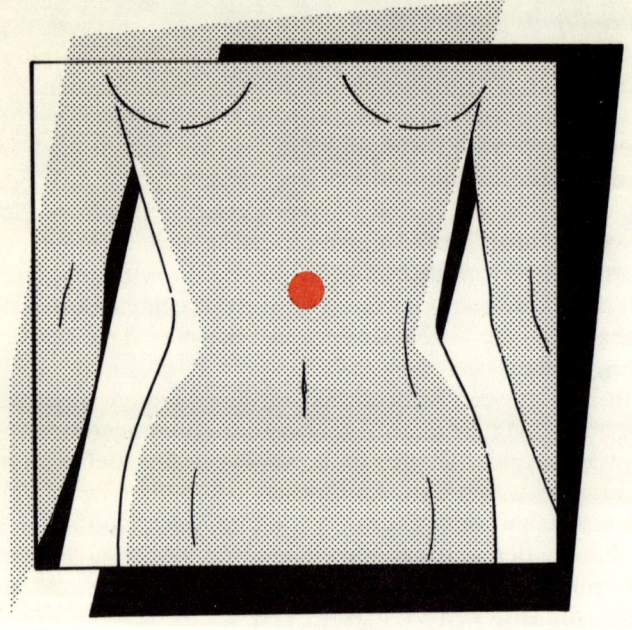

Appetitlosigkeit

Legen Sie eine Handfläche ganz leicht (!) auf den
Magen in die *Mitte zwischen Ihrem Bauchnabel
und dem unteren Ende des Brustbeins.*

mente, die der Arzt nach eingehender Untersuchung verordnet. Die Pubertätsmagersucht sollte dagegen mit einer psychothera-peutischen Behandlung bekämpft werden.

Aber auch mit Hilfe der Akupressur läßt sich Appetitlosigkeit behandeln: Legen Sie eine Handfläche ganz leicht (!) auf den Magen in die *Mitte zwischen Ihrem Bauchnabel und dem unteren Ende des Brustbeins.* Nun massieren Sie diese Region dreißig Sekunden lang, indem Sie Ihre Hand sehr sanft kreisen lassen. Anschließend verharrt die Hand ruhig auf dieser Region, und nachdem Sie Ihre *zweite Hand auf die andere* gelegt haben, drücken Sie dreimal hintereinander mittelfest zu. Diese Übung sollten Sie nur einmal am Tag, und zwar morgens im Bett, durchführen.

Zwei weitere Punkte gegen Appetitlosigkeit finden Sie in der *Mitte Ihrer Unterarme, und zwar drei Fingerbreit unter-halb des Handgelenks:* Legen Sie Ihren rechten Daumen auf diese Stelle – die Finger sind auf der anderen Seite des linken Armes. Nun massieren Sie diesen Punkt zwei Minuten lang mit kräftigem Druck in Richtung Hand. Anschließend erfolgt das-selbe am rechten Unterarm.   Rührt die Appetitlosigkeit beson-ders von psychischen Konflikten (Magersucht bei Mädchen!) her, empfiehlt sich eine Akupressur *an den kleinen Fingern:* Pressen Sie mit dem Daumennagel der rechten Hand zuerst den Punkt, der sich am linken kleinen Finger unten an der Seite zum Ringfinger befindet – genau dort, *wo der Nagel heraustritt.* Drücken Sie ganz kräftig, bis es weh tut! Anschlie-ßend machen Sie dasselbe am rechten kleinen Finger.

Im Gegensatz zur Akupressur des Bauches sollten Sie die beiden letztgenannten Behandlungen stets eine Viertelstunde vor Einnahme der Mahlzeiten durchführen. Wenn sich schließ-lich der normale Appetit wieder eingestellt hat, ist es dennoch ratsam, die Akupressur noch einige Wochen durchzuführen, um einem eventuellen Rückfall vorzubeugen.

Asthma
Beugen Sie rechtzeitig vor!

Asthmatiker leiden meist unter einer Allergie. Durch einen plötzlichen Kontakt mit Blütenpollen, Gräsern und Kräutern, mit Hausstaub, Federn, Haaren und Ekzemen kann eine Allergie ausgelöst werden. Aber auch Heuschnupfen, ein Herzfehler oder Nierenleiden, Stoffwechselerkrankungen oder ein seelisches Leiden, ja sogar Medikamente sind zuweilen schuld an Asthmaanfällen. Diese beginnen plötzlich mit schwerer Atemnot, mit Husten und Auswurf von zähem, grünlich-gelbem, glasigem Schleim. Die Atmung ist keuchend, pfeifend, und aus der Lunge ertönt ein rasselndes Geräusch. Der Kranke ist unruhig und voller Angst.

Ein Asthmaanfall kann nach kurzer Zeit vorbei sein, aber auch stunden-, ja tagelang anhalten. Dieser Dauerzustand ist lebensbedrohlich und bedarf dringender ärztlicher Behandlung, weil Herz und Kreislauf durch die mangelnde Sauerstoffzufuhr in Mitleidenschaft gezogen werden können.

Wenn ein Asthmaanfall auftritt, sollte der Betroffene sofort für frische Luft sorgen und sich von beengender Kleidung befreien. Darüber hinaus kann er sich durch Akupressur Linderung verschaffen oder von dieser Beklemmung erlösen – oder dafür sorgen, daß es erst gar nicht dazu kommt, spielt doch in der Akupressur die Vorbeugung eine wesentliche Rolle! In der Folge finden Sie die wichtigsten Behandlungsarten . . .

Tasten Sie mit den Kuppen der Fingerspitzen auf Ihre Brustmitte. Dort, *wo die vierten Rippen am Brustbein angewachsen* sind, befindet sich ein Punkt, der sehr empfindlich ist: Wenn Sie dort drücken, verspüren Sie einen stechenden Schmerz – und haben genau die richtige Stelle gefunden!

Diesen wichtigsten Punkt sollten Sie nun mit der Kuppe des Mittelfingers lange akupressieren. Aber drücken Sie nicht nur einfach darauf – die Haut muß, gegen das Brustbein gepreßt, hin- und hergeschoben werden. Bei einem akuten Anfall verschwinden die Beschwerden nicht selten schon nach wenigen Sekunden. Damit sich aber erst gar kein Anfall einstellt, sollten Sie diesen Punkt drei- bis fünfmal täglich so behandeln, wobei

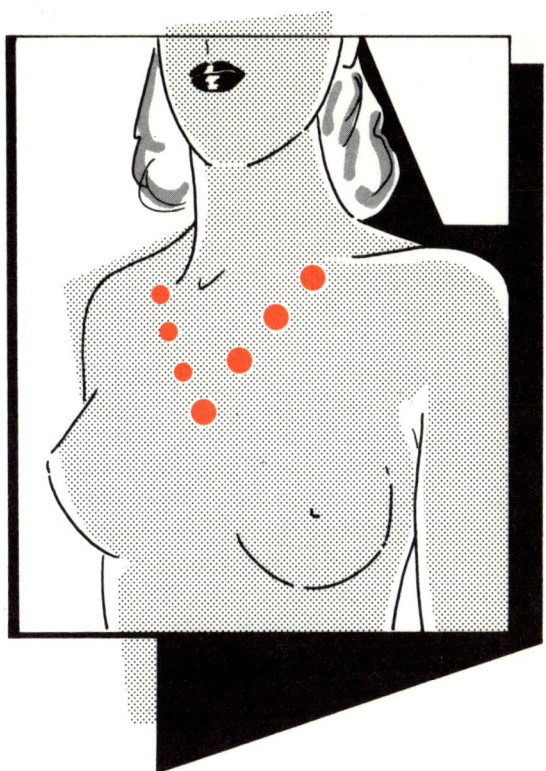

Asthma

Tasten Sie mit den Kuppen der Fingerspitzen auf Ihre Brustmitte. Dort, *wo die vierten Rippen am Brustbein angewachsen* sind, befindet sich ein Punkt, der sehr empfindlich ist.

Andere wichtige Punkte liegen ebenfalls im Brustbereich, und zwar zwischen den *ersten und zweiten oberen Rippen* links und rechts neben dem Brustbein.

Sie eine Minute lang recht fest zudrücken. Das tut zwar ein bißchen weh, aber es hilft!

Andere wichtige Punkte liegen ebenfalls im Brustbereich, und zwar zwischen den *ersten und zweiten oberen Rippen* links und rechts neben dem Brustbein. Drücken Sie diese Zwischenräume bei einem Anfall mit dem Mittelfinger fünf- bis siebenmal recht fest – zur Vorbeugung dagegen fünfmal pro Tag.

Ein weiterer Akupressurpunkt gegen Asthma befindet sich auf beiden Körperseiten auf dem *Oberrand der Schlüsselbeine.* Wenn Sie mit den Fingern vom Brustbein hoch zu den Schlüsselbeinen tasten, spüren Sie, daß diese Knochen gekrümmt sind. Und dort, wo *zur Brustmitte hin die Krümmung beginnt,* sind die Stellen, die Sie wie die Punkte am Brustbein behandeln: Die Haut wird mit kräftigem Druck gegen den Knochen hin- und hergeschoben – bei einem Anfall einige Sekunden lang, zur Vorbeugung täglich drei- bis viermal eine Minute lang.

Wenn Sie sich in einer Situation befinden (beispielsweise in Gesellschaft), in der eine Körperakupressur nicht angebracht ist, können Sie sich bei einem Asthmaanfall am Ohr Erleichterung verschaffen: Massieren Sie sanft einen Punkt *in der Mulde oberhalb des Oberläppchens* mit dem Zeige- oder Mittelfinger. Beim linken Ohr muß die Massage eine Minute nach unten geschehen, anschließend beim rechten Ohr, aber nach oben. Diese Ohrakupressur eignet sich auch zur Vorbeugung, sie sollte ein- bis dreimal täglich fünf bis zehn Minuten lang durchgeführt werden.

Bandscheibe
Lindern Sie Ihre Rückenschmerzen!

Unser Rückgrat besteht zwar aus festen Knochen, aber es läßt sich beugen und biegen – 33 bis 34 Wirbelkörper (sieben Hals-, zwölf Brust-, fünf Lenden-, fünf Kreuz- und vier bis fünf Steißwirbel) sorgen dafür, daß wir aufrecht gehen und stehen, sitzen, unseren Körper drehen und wenden können. Allerdings sind die Wirbel an Kreuz und Steiß nicht beweglich, weil sie zum Kreuz- beziehungsweise Steißbein verschmolzen sind.

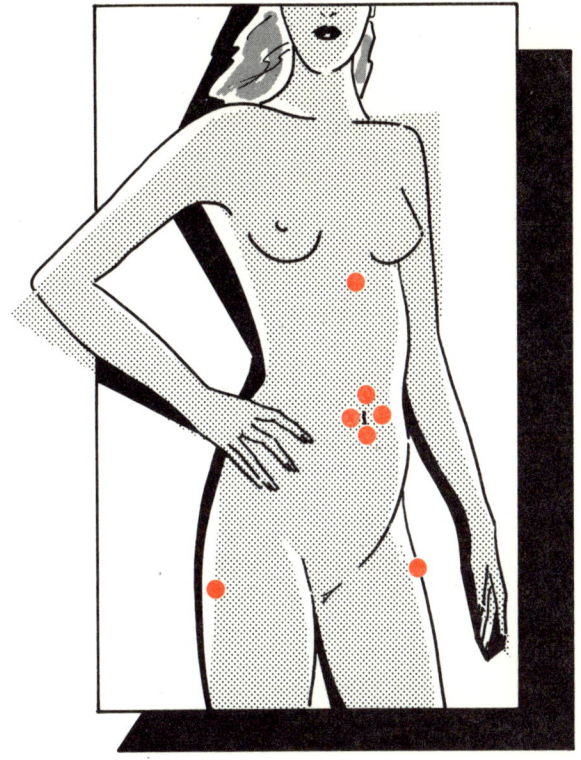

Bandscheibenschmerzen

Die wichtigsten Akupressurpunkte gegen Bandscheibenschmerzen können Sie selbst behandeln.
Drücken Sie zunächst leicht mit dem Mittelfinger
auf eine Region, die *zwei Fingerbreit unterhalb des
Brustbeins* liegt. Danach klopfen Sie mit zwei
Fingerkuppen zwanzig bis dreißig Sekunden lang
vorsichtig rund um den Bauchnabel herum.

Meist genügen diese Akupressurbehandlungen
zur Linderung der Bandscheibenschmerzen. Sollten
diese jedoch tief im Rücken liegen, muß eine weitere Region akupressiert werden, die am *oberen
Ende des Oberschenkelknochens* liegt.

Die oberen Wirbel sind jedoch gelenkig, und damit sie nicht
aneinander reiben, sich abnutzen oder miteinander verknö-
chern, befinden sich zwischen ihnen die Bandscheiben. Das
sind halbflüssige Gallertkerne, die in einem Ring aus kräftigem
Binde- und faserigem Knorpelgewebe stecken. Sie federn wie
Wasserkissen, dehnen sich aus oder ziehen sich zusammen.

Weil die Wirbelsäulenabschnitte zwischen dem vierten Lendenwirbel und dem Kreuzbein am meisten beansprucht werden, sind sie besonders anfällig. Der an sich ziemlich wider-
standsfähige Bandscheibenkern kann sich im Laufe der Jahre
abnutzen. Wenn sich nun die Bandscheibe beim Tragen oder
Heben einer zu schweren Last, bei einer ungeschickten und
heftigen Bewegung oder bei einer Verletzung zu weit auf das
Rückenmark und den Wirbelbogen vorwölbt, dann reißt der
dünn gewordene Faserring, der Gallertkern wird frei und erfüllt
nicht mehr seine Aufgabe als Polster. Dann kann er austrock-
nen und verkalken. Solange aber der schützende Mantel noch
heil ist, schlüpft der Bandscheibenkern auch unter ungünstigen
Bedingungen oft wieder an seinen Platz zurück. Geschieht es
jedoch nicht, dann drückt er auf das in den Wirbeln befindliche
Rückenmark oder die Nervenstränge, die in seinem Bereich
den Wirbelkanal verlassen. Heftige Schmerzen, die immer nur
an einer Körperseite empfunden werden, sind das Ergebnis.

Eine zerstörte Bandscheibe läßt sich nicht mehr reparieren.
Aber man kann die Schmerzen lindern ...

Die wichtigsten Akupressurpunkte gegen Bandscheibenschmerzen können Sie selbst behandeln. Drücken Sie zunächst
leicht mit dem Mittelfinger auf eine Region, die *zwei Fingerbreit
unterhalb des Brustbeins* liegt. Danach klopfen Sie mit zwei
Fingerkuppen zwanzig bis dreißig Sekunden lang vorsichtig
rund um den Bauchnabel herum.

Meist genügen diese Akupressurbehandlungen zur Linderung der Bandscheibenschmerzen. Sollten diese jedoch tief im
Rücken liegen, muß eine weitere Region akupressiert werden,
die am *oberen Ende des Oberschenkelknochens* liegt – dort,
wo er am weitesten vorsteht. Diese Stelle muß gleichzeitig an
beiden Seiten mit den Zeige- und Mittelfingern eine halbe bis
zwei Minuten lang fest gedrückt werden.

Weitere Akupressurpunkte befinden sich am Rücken und
lassen sich am besten von einem Helfer behandeln:

Zunächst muß an der Wirbelsäule *das Schmerzzentrum* ertastet werden. Das ist nicht schwierig, weil dort die Muskeln verhärtet sind. Genau diese Stelle muß in Abständen von einer halben Stunde zwanzig bis dreißig Sekunden lang sanft mit den Fingern beklopft werden.

Beim zweiten Teil dieser Behandlung wird die Wirbelsäule dort, wo die Schmerzen sind, seitlich abgetastet. Stößt man dabei zwischen *zwei Wirbelkörpern auf eine kleine Delle*, wird der Zeigefinger immer tiefer hineingedrückt, bis der Patient plötzlich aufschreit. Das ist aber genau richtig! Und damit die Schmerzen vergehen, sollte dieses mittlere bis kräftige Drücken in halbstündigem Abstand erfolgen.

Bauchspeicheldrüse

Wie Sie dieses Organ anregen ...

Die Bauchspeicheldrüse (Pankreas), die mit zwei verschiedenen Drüsenarten arbeitet, ist auf das engste mit der Verdauungstätigkeit verbunden. Absondernde Speicheldrüsen produzieren pro Tag eine halben bis eineinhalb Liter Pankreassaft, der Enzyme für die Verdauung von Fett, Eiweiß und Zucker enthält. Dieser Saft fließt durch den Ausführungsgang der Bauchspeicheldrüse, der sich zuletzt mit dem Gallenblasengang vereinigt, in den Zwölffingerdarm.

Im gleichen Gewebe wie die Speicheldrüsen befinden sich die Zellinseln mit den inkretorischen Drüsen, welche das »Inkret«, das sie produzieren, direkt in das Blut ausschütten. Es handelt sich bei den Zellen um zwei verschiedene Typen: den A-Typ, der das Glukagon herstellt, das die in der Leber gespeicherte Stärke in Zucker aufspaltet, während der B-Typ das Hormon Insulin produziert, das den aus dem Darm aufgenommenen Traubenzucker zu Glykogen aufbaut, um diese Form der Kohlenhydratreserve in der Leber zu speichern. Dadurch wird der Zuckerspiegel des Blutes im Gleichgewicht gehalten.

Wie der Magen, so ist auch die Bauchspeicheldrüse durch besondere Schutzzellen vor Selbstverdauung durch den schar-

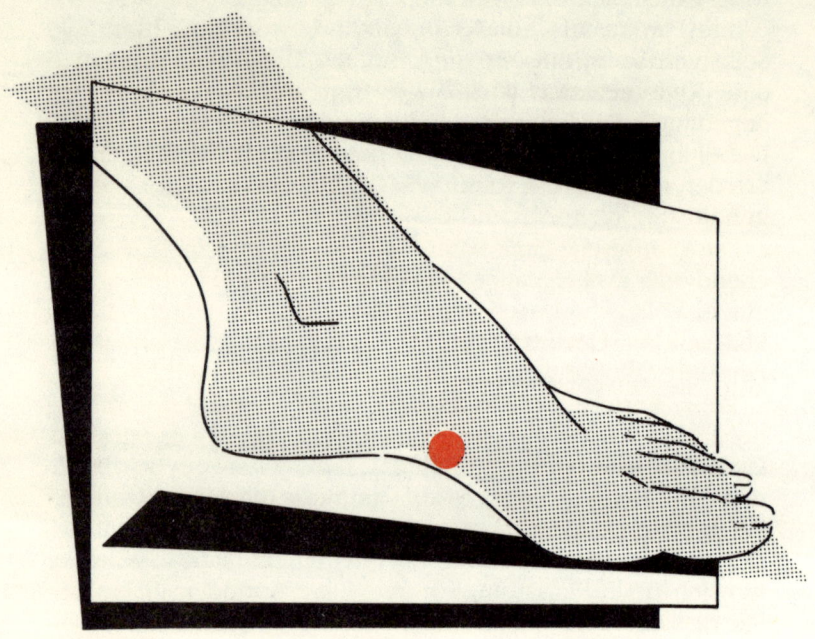

Anregung der Bauchspeicheldrüse

Die ersten wichtigsten Behandlungspunkte befinden sich *an den Füßen, etwa eine Handbreit vor dem Innenknöchel* – dort, wo sich der rötliche Hautton ins Weiße verändert.

fen Magensaft geschützt. Ein weiterer Schutz ist die Abgabe von Fermenten, die erst im Darm aktiviert werden. Wenn es jedoch durch einen Rückstau oder nach einer sehr fetten Mahlzeit zu einem Übertritt von Verdauungssekreten in die Ausführungsgänge der Bauchspeicheldrüse kommt, kann das eine »akute Pankreatitis« zur Folge haben, bei der eine blitzartige Selbstverdauung einsetzt, die schwere Schäden verursacht. Wie eine Kettenreaktion wird neues Verdauungssekret aus den angedauten Drüsen freigesetzt, das weiteres Gewebe zerstört. Dabei kann nahezu die gesamte Bauchspeicheldrüse verdaut werden – eine akute Krankheit, die zu den schmerzhaftesten gehört.

Die »chronische Pankreatitis« entwickelt sich dagegen schleichend oder als Folge eines Anfalls: Der Betroffene leidet unter einem Völlegefühl nach den Mahlzeiten, unter Durchfall oder Verstopfung. Unverträglichkeit gegenüber Süßspeisen, Milch, Fett und Alkohol weisen dann auf diese Krankheit hin.

Beide Formen der Pankreatitis müssen natürlich vom Arzt behandelt werden. Ist der Patient dann aber wieder gesund, kann er sich durch eine Funktionsanregung der Bauchspeicheldrüse mit Hilfe der Akupressur vor einem Rückfall schützen ...

Die ersten wichtigsten Behandlungspunkte befinden sich *an den Füßen, etwa eine Handbreit vor dem Innenknöchel* – dort, wo sich der rötliche Hautton ins Weiße verändert. Massieren Sie diesen Punkt zuerst am linken Fuß zwei Minuten sehr kräftig mit Zeige- und Mittelfinger, anschließend am rechten Fuß. Diese Übung machen Sie am besten dreimal täglich.

Zwei weitere Punkte sind *an der Innenseite der Unterschenkel,* und zwar vier bis fünf Fingerbreit *über den Innenknöcheln* am tastbaren Hinterrand des Schienbeinknochens. Auch hier akupressieren Sie zuerst am linken, anschließend am rechten Bein, wobei Sie die Haut stets nach oben schieben – ebenfalls jeweils drei Minuten lang und dreimal täglich.

Haben Sie einen Partner, der Ihnen bei der Akupressur helfen kann, so lassen Sie sich von ihm am Rücken akupressieren: Dort, wo er links und rechts *neben der Wirbelsäule die unterste Rippe ertastet,* befinden sich zwei Punkte, die recht druckempfindlich sind. Wenn Sie also einen Schmerz empfinden, sollte Ihr Partner diese Punkte mit den Zeigefingern nach unten massieren – drei Minuten lang; eine Behandlung pro Tag genügt.

Beinschwere
Wie Sie Ihren Blutfluß verbessern ...

Viele Frauen, die den ganzen Tag stehen müssen, leiden unter
»schweren Beinen«. Aber auch Männer bleiben davon nicht
verschont. Schuld an diesen Beschwerden sind in den meisten
Fällen venöse Stauungen als Folge einer Bindegewebsschwä-
che. Erstes und deutliches Zeichen einer beginnenden Stauung
sind ein Schweregefühl und mitunter auch schon Schmerzen
in den Unterschenkeln. Bald darauf schwellen auch die Fußge-
lenke an, so daß beim Fingerdruck auf die Haut anschließend
eine Delle zurückbleibt: ein deutliches Zeichen dafür, daß die
Wasseransammlung im Gewebe zugenommen hat, also der
Lymphabfluß nicht mehr einwandfrei gewährleistet ist. Hier
muß ein Arzt zu Rate gezogen werden, denn neben der Schwäche des Bindegewebes können auch Schwächungen von Herz
oder Nieren zu einem mangelnden Abtransport der Gewebe-
flüssigkeit beitragen. Durch gründliche Untersuchungen läßt
sich ermitteln, ob solche Beschwerden bestehen.

Egal, wie nun die Organbefunde ausfallen – wichtig ist es
auf jeden Fall, den Blutfluß in den Venen zu verbessern und
durch eine verstärkte Muskelarbeit in den Beinen dafür zu
sorgen, daß das Bindegewebe gefestigt wird und die Lymphflüssigkeit besser zirkulieren kann. Die einfachste Maßnahme,
den Blutfluß zu verbessern, ist das Tragen von Stützstrümpfen
oder -strumpfhosen. Damit wird ein leichter, dauernder Druck
auf das Gewebe ausgeübt und so dafür gesorgt, daß Blut und
Lymphflüssigkeit besser in Richtung Herz befördert werden
und nicht in den Füßen versacken.

Wenn Sie eine stehende Tätigkeit ausführen und nicht viel
herumlaufen müssen, dann sollten Sie öfter mit den Füßen
wippen, also abwechselnd einen Zehen- beziehungsweise Fer-
senstand machen. Das aktiviert die Wadenmuskulatur und ver-
bessert die Blutzirkulation.

Wer dagegen eine sitzende Tätigkeit ausübt, sollte sich nicht
genieren, hin und wieder die Beine hochzulegen. Dann sollten
Sie aber darauf achten, daß die Tischkante Ihnen nicht die
Blutzirkulation in den Unterschenkeln abschneidet.

Aber die vorgenannten Übungen sind nur ein Behelf. Sollte

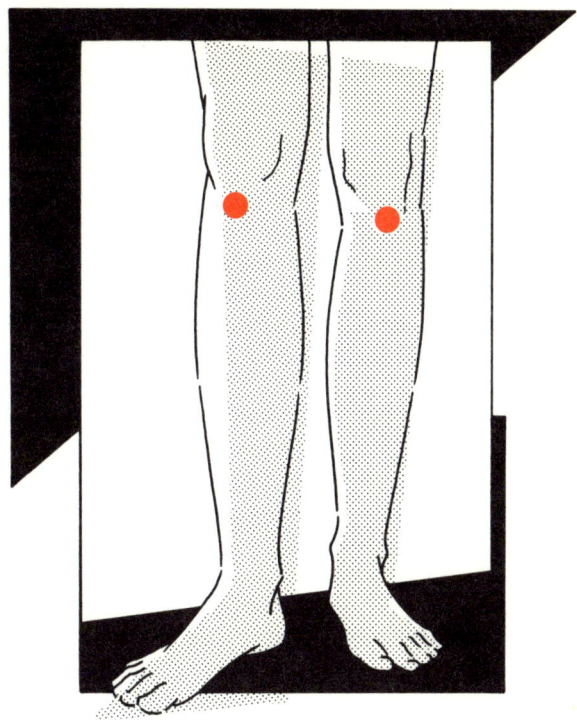

Beinschwere

Setzen Sie sich auf einen Stuhl, und legen Sie Ihre *Hände auf die Knie.* In den Mulden, *wo sich jetzt Ihre Mittelfinger befinden,* sind nun jene Punkte, die Sie drei Minuten lang an beiden Beinen gleichzeitig mit kräftigem Druck kreisförmig massieren.

es Ihnen möglich sein, sich ab und zu für ein paar Minuten von Ihrem Arbeitsplatz zu entfernen, ist es besser, wenn Sie Ihre schweren Beine mit der Akupressur behandeln ...

Setzen Sie sich auf einen Stuhl, und legen Sie Ihre *Hände auf die Knie*. In den Mulden, *wo sich jetzt Ihre Mittelfinger befinden*, sind nun jene Punkte, die Sie drei Minuten lang an beiden Beinen gleichzeitig mit kräftigem Druck kreisförmig massieren.

Sind die Beschwerden danach nicht völlig verschwunden, sollten Sie noch zwei Punkte akupressieren, die etwa *einen Fingerbreit unter den Außenknöcheln* liegen. Sie werden diese Stellen sehr schnell entdecken, weil sie recht druckempfindlich sind. Hier müssen Sie kräftig pressen und dabei die Haut kreisförmig massieren, und zwar ebenfalls drei Minuten lang, auch wenn es weh tut. Wenn es Ihnen möglich ist, sollten Sie beide vorgenannten Akupressuren alle zwei Stunden wiederholen. Sehr gut ist es auch, wenn Sie die Übungen schon morgens nach dem Aufstehen zur Vorbeugung machen.

Sollten sich zu Ihren schweren Beinen noch Wadenkrämpfe einstellen, müssen Sie zwei weitere Punkte akupressieren, die Sie *drei Fingerbreit oberhalb Ihrer inneren Fußknöchel* finden. Behandeln Sie diese druckempfindliche Stelle zuerst am linken Fuß, indem Sie mit dem rechten Mittelfinger sehr kräftig draufdrücken und dabei die Haut kreisförmig massieren, und zwar zwei bis drei Minuten lang – anschließend machen Sie dasselbe mit dem linken Mittelfinger am rechten Unterschenkel.

Bettnässen
Wenn Medikamente wenig helfen ...

Diese »Unart« ist in den seltensten Fällen die Folge einer Blasenkrankheit, denn meist sind psychische oder nervliche Störungen die Ursache. Oftmals haben sogar die Eltern schuld: Sie wollen möglichst schnell ihr Kind »trocken« bekommen, setzen es demnach alle Viertelstunde aufs »Töpfchen« – mit dem Erfolg, daß sie damit das Bettnässen sogar fördern. Auch eine Vernachlässigung des Kindes kann zum Bettnässen führen – Lieblosig-

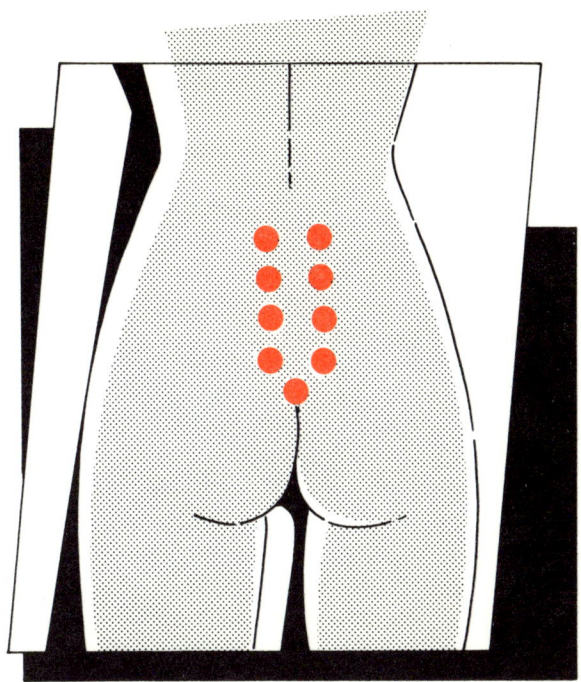

Bettnässen

Legen Sie Ihr Kind etwa eine Stunde vor dem Schlafengehen auf den Bauch, und suchen Sie mit allen
Fingern die vier Punkte *links und rechts neben
der Lendenwirbelsäule.* Nun massieren Sie diese
Punkte gleichzeitig eine halbe Minute lang sanft
von oben nach unten.

keit oder Streit zwischen den Eltern spielen hier eine maßgebli-
che Rolle.

Aus der Sicht der Mediziner ist ein nächtliches Trockenblei-
ben der Kinder erst mit zweieinhalb Jahren zu erwarten. Wird
das Bett aber danach auch noch naß gemacht, sollten die Eltern
die Blasenentleerung mit dem Kind üben. Das gelingt jedoch
nur, wenn das richtige Vertrauensverhältnis vorhanden ist ...

Der erste Weg ist, das Kind aufzufordern, am Tag nicht schon
beim kleinsten Reiz seinen Urin zu lassen. Es sollte vielmehr
üben, das Wasser trotz des verspürten Drangs zu halten – und
zwar zunehmend länger. Und natürlich muß es abends vor
dem Schlafengehen angehalten werden, seine Blase völlig zu
entleeren. Wenn das Kind aber schläft, sollte es nicht aus dem
Schlaf gerissen werden, weil es sich dann an das allnächtliche
Urinlassen gewöhnen könnte. Auch eine strenge Flüssigkeits-
reduzierung bringt selten Erfolg – allerdings ist es ratsam, ein
Kind vom übermäßigen Trinken, besonders am Nachmittag,
abzuhalten. Absolut gar nichts bringen Drohungen – sie fördern nämlich eher das Bettnässen.

Zuweilen kommt es auch vor, daß Kinder, die bereits trocken
waren, wieder mit dem Bettnässen beginnen. Der Grund ist
dann oft die Eifersucht: Ein neues Brüderchen oder Schwester-
chen ist angekommen, und weil die Eltern sich plötzlich mehr
um das Baby kümmern, fühlt sich das ältere Kind vernachlässigt
und will – unbewußt – durch das Bettnässen wieder stärker
auf sich aufmerksam machen. So fühlen auch Kinder, deren
beide Elternteile arbeiten oder die abends oft allein sind. Sie
weinen sich dann in den Schlaf – und nachts passiert es.

Aber auch das Gegenteil kann am Bettnässen schuld sein:
Wird ein Kind über alle Maßen verwöhnt, mit Geschenken
überschüttet und ihm jeder Wunsch erfüllt, entwickelt es sich
nicht selten zu einem Trotzkopf, dem die Eltern oftmals keinen
ernsthaften Widerstand entgegensetzen. Diese Kinder werden
zu schrecklichen Egoisten: Sie befehlen, was sie haben wollen – und wenn sie es nicht bekommen, äußern sie – ebenfalls
unbewußt – ihren Trotz, indem sie nachts ins Bett machen.

Beim Bettnässen pflegen Medikamente nicht viel zu nützen,
denn abgewöhnen kann man das Bettnässen dem Kind nur
mit einer richtigen Mischung von Liebe und Autorität – und
mit Hilfe der Akupressur ...

Legen Sie Ihr Kind etwa eine Stunde vor dem Schlafengehen auf den Bauch, und suchen Sie mit allen Fingern die vier Punkte *links und rechts neben der Lendenwirbelsäule*. Nun massieren Sie diese Punkte gleichzeitig eine halbe Minute lang sanft von oben nach unten. Danach akupressieren Sie das *Steißbein*, indem Sie es eine halbe Minute lang mit dem Zeige- und Mittelfinger sanft beklopfen.

Anschließend behandeln Sie den Bauch des Kindes. Legen Sie eine Handfläche auf seinen *Unterbauch*, und zwar dorthin, *wo sich die Harnblase befindet*. Nun drücken Sie ganz leicht (!) zu – und zwar fünf bis zehn Sekunden lang. Anschließend wiederholen Sie diese Akupressur fünfmal – mit dem Erfolg, daß Ihr Kind schon bald Wasser lassen muß und die Harnblase für die kommende Nacht entleert wird.

Bindehaut

Was bei einer Entzündung zu tun ist ...

Unsere Bindehaut – eine dünne Begrenzungsschicht des Auges – wird sehr häufig von Krankheiten befallen. Typisch für eine Entzündung in diesem Bereich ist eine auffällige Rötung. Gleichzeitig klagt der Betroffene über vermehrten Tränenfluß und ein Gefühl von Reibung. Ihm ist so, als hätte er Sandkörner unter den Lidern, und jede kleinste Augenbewegung bereitet ihm Unannehmlichkeiten.

Obwohl die einfache Bindehautentzündung ein harmloses Leiden ist und normalerweise nach wenigen Tagen wieder abklingt, darf dieses Krankheitsbild nicht unterschätzt werden. Die Entzündung entsteht durch Staub in der Luft, durch ätzende Stoffe, grelles Licht oder allergische Reaktionen – oder es liegt eine Virusinfektion vor, wodurch erhebliche Komplikationen entstehen können.

Klingt eine Bindehautentzündung nicht nach wenigen Tagen ab, ist eine Behandlung durch den Augenarzt natürlich dringend notwendig, denn sonst kann das Auge schwer geschädigt werden – und höchste Alarmstufe besteht, sobald die Erkrankung in die eitrige Form übergeht.

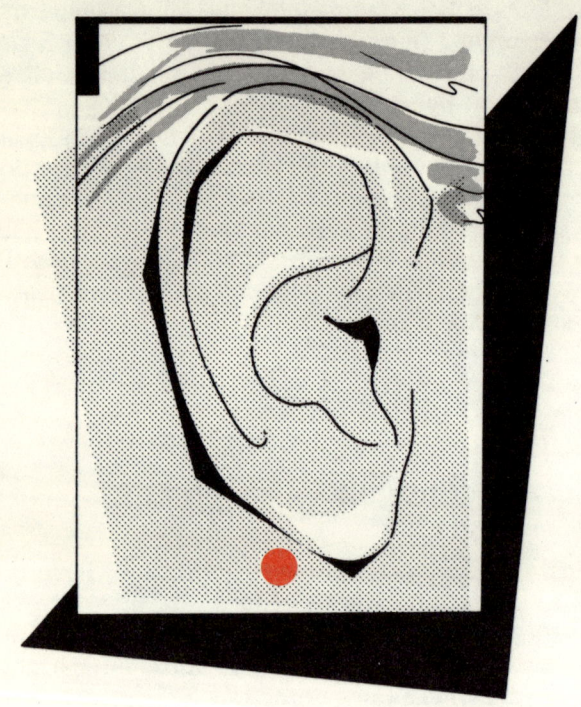

Bindehautentzündung

Die bedeutendsten Punkte finden Sie am Kopf, und zwar *hinter Ihren Ohren*. Wenn Sie dort *die Haut unterhalb Ihrer Ohrläppchen* abtasten, werden Sie bald *zwei Mulden* entdecken, die bei kräftigem Druck schmerzen.

Solch eine Entzündung wird vor allem von Schwellungen begleitet. Morgens beim Aufstehen sind die Lider verklebt, an den Wimpern hängen gelbliche Krusten. Dabei handelt es sich um jene weißen Blutkörperchen, aus denen unter anderem der Eiter besteht.

Eingedrungene Bakterien greifen nicht nur die Bindehaut an, sondern auch die empfindliche Hornhaut. Bleibende Beeinträchtigungen des Sehvermögens sind dann die Folge. Ist die Entzündung durch Viren verursacht, führen diese leicht zu Geschwüren an der Hornhaut – und damit ebenfalls zu Schäden, die nicht mehr geheilt werden können.

Es liegt also auf der Hand, daß bei einer chronischen Bindehautentzündung auf jeden Fall der Augenarzt zu Rate gezogen werden muß. Er wird dann die entsprechenden Augentropfen oder Salben verordnen. Doch Achtung: Bei der Anwendung der Tropfen oder dem Einschmieren mit einer Creme sollten Fläschchen oder Tube keinesfalls in einen direkten Kontakt mit dem Auge kommen, denn sonst kommt es schnell zu einer Verunreinigung des Medikaments.

Eine harmlose Form der Bindehautentzündung können Sie dagegen mit Augentropfen aus der Apotheke behandeln. Oft bringen auch lauwarme Spülungen mit Kamille oder Fenchel die Beschwerden zum Abklingen. Noch schneller geht es, wenn Sie diese Behandlung mit Akupressur unterstützen ...

Die bedeutendsten Punkte finden Sie am Kopf, und zwar *hinter Ihren Ohren.* Wenn Sie dort *die Haut unterhalb Ihrer Ohrläppchen* abtasten, werden Sie bald *zwei Mulden* entdecken, die bei kräftigem Druck schmerzen. Drücken Sie trotzdem sehr kräftig in diese Mulden – auf beiden Seiten gleichzeitig mindestens zehnmal – und wiederholen Sie diese Akupressur alle zwei Stunden.

Zwei weitere Akupressurpunkte gegen eine Bindehautentzündung befinden sich *an den Händen.*

Legen Sie zuerst den rechten Daumen in die *Mulde zwischen Daumen und Zeigefinger* der linken Hand, und drücken Sie sehr kräftig zu, bis Sie einen stechenden Schmerz verspüren. Anschließend machen Sie dieselbe Übung an der rechten Hand.

Den zweiten Punkt finden Sie am *unteren Nagelbett der Zeigefinger auf der zum Daumen gerichteten Seite.* Auf diese

Stelle müssen Sie mit dem Daumennagel der anderen Hand
so kräftig drücken, daß sich nach einer Minute der Daumennagel deutlich abgezeichnet hat – wieder zuerst an der linken
Hand, anschließend an der rechten. Machen Sie diese Hand-
akupressur dreimal täglich.

Blähungen

Gehen Sie gegen die lästigen Gase vor!

Zu den ganz natürlichen Vorgängen während der Verdauung
gehört die Bildung von Gasen, die anfangs im Magen bleiben
und später von den Därmen aufgenommen oder vorher durch
die Speiseröhre ausgestoßen werden. Es gibt aber auch einige
Nahrungsmittel, die einerseits die Verstopfung fördern, zum
anderen überflüssige Gase bilden, besonders wenn sie hastig
gegessen wurden. Dazu gehören Hülsenfrüchte, Kohl, falsch
gedüngtes Gemüse, Gurkensalat, Pflaumen, Hefekuchen und
Bier.

Wer schnell ißt und trinkt, schluckt dabei viel Luft und füllt
so den Magen und Querdarm mit Gasen, welche das Zwerchfell
hochdrücken, wodurch Herz und Atmung belastet werden.
Besonders nach einer üppigen Mahlzeit können die Beschwerden so groß werden, daß sie einen Angina-pectoris-Anfall vor-
täuschen.

Eine Blähsucht kann aber auch die Nebenerscheinung einer
anderen Krankheit sein. Einige »Darmkoliken« sind zum Beispiel nichts anderes als eine starke Blähsucht, die unerträgliche
Schmerzen mit sich bringen kann.

Die wichtigsten Maßnahmen gegen die Blähsucht sind: alle
blähenden Nahrungsmittel weglassen, nur wenig und langsam
essen, dabei in Ruhe und lange kauen. Auch die körperliche
Bewegung gehört dazu: jeden Tag ein zumindest halbstündiger
Spaziergang.

Kommt es zu einem akuten Anfall, legt man sich handwarme
Umschläge auf den Unterleib oder macht einen Kamillenein-
lauf. Wichtig: Auf gar keinen Fall dürfen Seifen oder Öle in
den Darm gelangen!

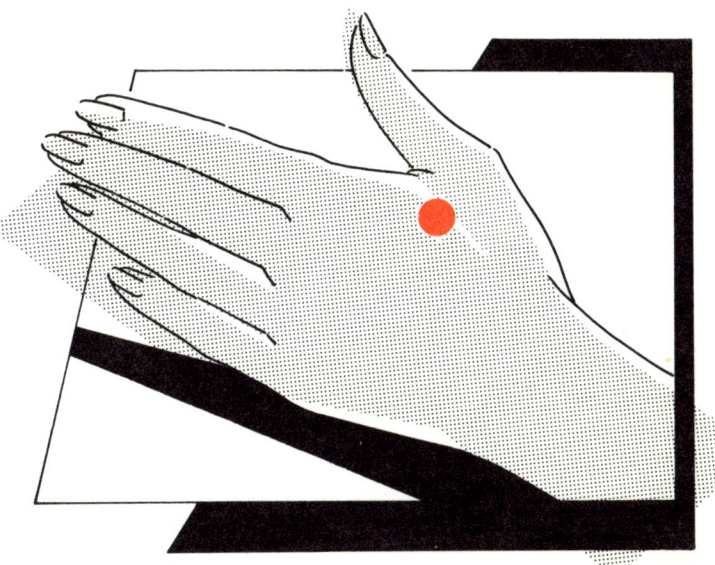

Blähungen

Legen Sie Ihre linke Hand zwischen Daumen und Zeigefinger der rechten, und zwar so, daß sich der Daumen der rechten Hand auf der Oberseite der linken Hand befindet – *zwei Fingerbreit tief in der Mulde zwischen Daumen und Zeigefinger.*

Auch mit Hilfe der Akupressur können Sie Ihre Blähsucht
lindern ...

Legen Sie Ihre linke Hand zwischen Daumen und Zeigefinger der rechten, und zwar so, daß sich der Daumen der rechten
Hand auf der Oberseite der linken Hand befindet – *zwei Fingerbreit tief in der Mulde zwischen Daumen und Zeigefinger.*
Nun pressen Sie zu und massieren dabei den rechten Daumen
in Richtung Handgelenk. Akupressieren Sie zuerst die linke
Hand drei Minuten lang, anschließend machen Sie drei Minuten
lang das gleiche mit der rechten. Diese Behandlung sollten Sie
zwei- bis dreimal pro Tag zur Vorbeugung wiederholen.

Möchten Sie mit Hilfe der Akupressur speziell auf den Dünndarm einwirken, müssen Sie die *Handaußenkante* behandeln.
Etwa drei Fingerbreit *unterhalb des Anfangs vom kleinen Finger* befindet sich der Punkt, den Sie ebenfalls massieren sollen – und zwar Richtung Handgelenk. Auch drei Minuten lang
zuerst an der linken Hand, danach an der rechten – ebenfalls
mindestens zweimal pro Tag.

Die Akupressurpunkte für den Dickdarm finden Sie dagegen in der Nähe Ihrer *Ellenbogen.* Beugen Sie zuerst Ihren
Arm, und tasten Sie in der *Mitte der Unterarmoberfläche* die
Region drei Fingerbreit von der Ellenbogenfalte entfernt ab.
Dort liegt an jedem Arm je ein druckempfindlicher Punkt, den
Sie wieder zuerst links, anschließend rechts drei Minuten lang
zum Ellenbogen hin massieren. Aber nicht zu stark – auch
leichtes Klopfen genügt! Machen Sie dies ebenfalls zwei- bis
dreimal täglich.

Auch mit einer Akupressur an den Beinen können Sie Ihre
Blähungen bekämpfen. Am besten, Sie setzen sich dabei auf
einen Stuhl und suchen an beiden Unterschenkeln einen Punkt,
der sich etwa *acht Fingerbreit unterhalb der Kniescheibenmitte*
und zwei Fingerbreit nach außen befindet. Massieren Sie dort
wieder zuerst am linken Bein, anschließend am rechten jeweils
nach unten. Auch diese Stellen sollten Sie dreimal täglich drei
Minuten lang akupressieren.

Blasenkatarrh

Wie Sie die Behandlung mit Akupressur beschleunigen ...

Die Harnblase ist ein muskulöses Hohlorgan, dessen Aufgabe es ist, den fortlaufend rhythmisch aus den Harnleitern abtropfenden Urin zu sammeln, bis er in jeweils einer großen, willkürlichen Entleerung durch die Harnröhre abgelassen wird. Die Harnblase liegt in einem kleinen Becken hinter den Schambeinen, deren oberen Rand sie im vollen Zustand überschreitet. Sie unterscheidet sich in ihrem Aufbau vom Harnleiter durch netzartig angeordnete Muskeln und elastische Fasern, die sich bei der Entleerung kräftig zusammenziehen. Die Form wechselt mit dem Füllungsgrad: Ist die Harnblase leer, ähnelt sie einer Birne. Gewöhnlich nimmt sie bis zu einem halben Liter Urin auf – im Notfall kann sie sogar auch einen Liter und mehr fassen.

In den meisten Fällen ist eine Erkältung die Ursache eines Blasenkatarrhs, und weil bei den Frauen die Harnröhre erheblich kürzer ist als beim Mann, erkranken diese auch wesentlich häufiger an einem akuten Blasenkatarrh als die Männer – doch nicht selten sind auch die modernen winzigen Slips daran schuld.

Ein Blasenkatarrh äußert sich durch starken Harndrang, der den Betroffenen in kurzen Zeitabständen zwingt, die Toilette aufzusuchen. Dann brennt es oftmals beim Wasserlassen in der Harnröhre, und gelegentlich ist die spärliche Urinmenge, die jedesmal abgelassen wird, rötlich gefärbt. Zuweilen zeigt sich auch eine kleine Blutbeimengung – dann ist die Entzündung der Blasenschleimhaut so weit fortgeschritten, daß winzige Blutaustritte aus der entzündeten Schleimhaut erfolgen.

Während es in besonders schweren Fällen sogar zum Fieber kommen kann, wird ein leichter akuter Blasenkatarrh meist in wenigen Tagen abklingen. Sollte sich jedoch keine Besserung einstellen, muß ein Arzt aufgesucht werden, weil aus der Erkältung eine gefährliche Blasenentzündung, ja sogar eine Nierenentzündung entstehen kann. Auch ein chronischer Blasenkatarrh bedarf ärztlicher Behandlung, weil festgestellt werden muß, warum eine Heilung bisher nicht möglich war.

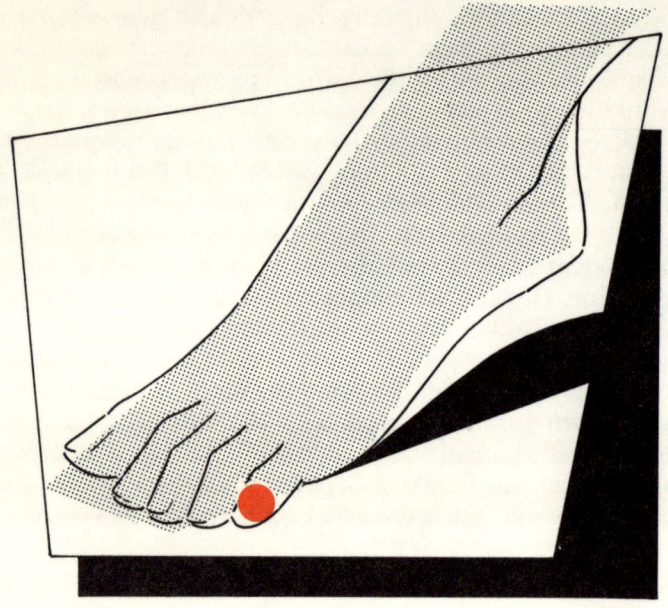

Blasenkatarrh

Nehmen Sie *die kleine Zehe Ihres linken Fußes* zwischen Daumen und Zeigefinger, und massieren Sie *die Region, wo der Nagel herauswächst.*

Einen leichten akuten Blasenkatarrh behandeln Sie am besten, wenn Sie Ihren Unterleib mit wollener (!) Unterwäsche warm halten, auf die Blasengegend ein Heizkissen oder eine Wärmflasche legen und viel Bärentraubenblättertee trinken, der die Blase gut durchspült und reinigt. Und Sie können die Behandlung durch Akupressur beschleunigen . . .

Nehmen Sie *die kleine Zehe Ihres linken Fußes* zwischen Daumen und Zeigefinger, und massieren Sie *die Region, wo der Nagel herauswächst*, recht kräftig zur Zehenspitze hin, und zwar drei Minuten lang. Anschließend machen Sie dasselbe an der kleinen Zehe Ihres rechten Fußes. Eine Behandlung pro Tag genügt.

Auch an den Unterschenkeln befinden sich zwei Punkte, die einen Blasenkatarrh lindern: Tasten Sie *auf der Innenseite der Schenkel* etwa vier Fingerbreit die Region am Hinterrand des Schienbeins ab. Tut es beim Drücken plötzlich ein bißchen weh? Dann sind es die richtigen Punkte, die Sie nun drei Minuten lang recht kräftig massieren müssen – zuerst am linken, dann am rechten Bein. Machen Sie diese Übungen dreimal am Tag.

Zwei weitere Akupressurpunkte zur Linderung eines Blasenkatarrhs liegen *auf dem Bauch*. Einer befindet sich ein wenig *oberhalb der Blase* in der Mitte des Unterbauchs, der andere *zwei bis drei Fingerbreit unterhalb des Nabels*. Massieren Sie zuerst die Blasenregion nach oben hin, danach den Nabelpunkt – jeweils drei Minuten lang. Diese Akupressur muß sehr sanft erfolgen, weil sonst die Blase gereizt wird – und Sie schnell die Toilette aufsuchen müssen.

Blinddarmentzündung
Die Heilung erfolgt durch den Arzt, die akute Schmerzlinderung durch Sie!

Normalerweise – aber nicht immer! – geht der Dickdarm im rechten Unter- beziehungsweise Mittelbauch in den Dünndarm über. Diese Übergangsstelle ist der Blinddarm, an dessen unterem Pol als Überbleibsel früherer Entwicklungsetappen

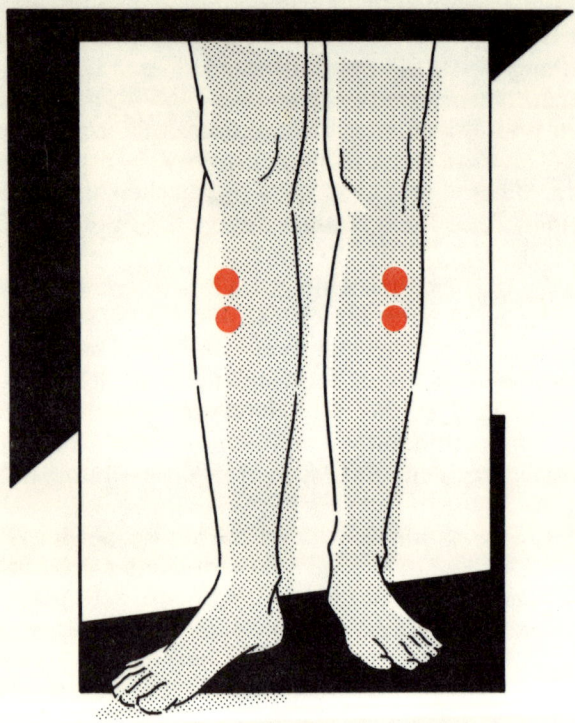

Blinddarmentzündung

Legen Sie die Unterschenkel des Erkrankten frei, und suchen Sie *sechseinhalb Fingerbreit unterhalb der Kniescheibenmitte* und *zwei Fingerbreit nach außen* die Akupressurpunkte.

der Wurmfortsatz, die Appendix, liegt. Nur dieses kleine, dünne Darmstückchen ist entzündet oder gar vereitert, wenn von einer Blinddarmentzündung gesprochen wird. Dennoch: eine Entzündung des Anhängsels ist keineswegs ein harmloses Krankheitsbild.

Eine Blinddarmentzündung (Appendizitis) entsteht, wenn das im Wurmfortsatz angesiedelte Lymphgewebe mit einer Schwellung (Blinddarmreizung) oder Vereiterung (eitrige Appendizitis) reagiert. Im letzten Fall kann sich der Eiter durch die Verklebung der Öffnung des Wurmfortsatzes aufstauen, der dünne Wurmfortsatz schwillt an und wird zu einer schmerzhaften Eiterblase. Reißt die dünne Wandung ein, so ergießt sich der Eiter in die Bauchhöhle (Perforation) und löst eine lebensgefährliche eitrige Bauchfellentzündung aus – der Patient muß sehr schnell operiert werden.

Menschen, die unter Bauchschmerzen leiden, erzählen ihrem Arzt nicht selten, sie hätten eine »Blinddarmreizung«. Meistens irren sie sich, denn es ist nicht immer der Wurmfortsatz, der sich bei Bauchschmerzen in Erinnerung bringt. Eierstockentzündungen, Blähungen, Blasen- und Gallenblasenentzündungen und vieles andere mehr können der Grund sein. Nur ein Arztbesuch oder eine kurze Behandlung im Krankenhaus kann die Ursache der Beschwerden aufklären.

Eine Blinddarmoperation ist ein harmloser, kleiner Eingriff, der für alle Zeit die Ungewißheit, ob Blinddarmentzündung oder nicht, beseitigt, denn ein entfernter Wurmfortsatz kann sich nicht mehr entzünden. Auf jeden Fall muß aber vor dem keineswegs weisen großmütterlichen Rat gewarnt werden, bei Schmerzen im rechten Unterbauch lokale Wärme anzuwenden! Bei dieser Methode können zwar die Schmerzen gelindert werden, sie mag sich auch bei anderen Beschwerden, wie zum Beispiel Blähungen, günstig auswirken, aber bei einer Blinddarmentzündung können Wärmflaschen oder Heizkissen gefährliche Folgen haben, weil durch die Wärme der Entzündungsprozeß beschleunigt wird. Auch sollte bis zum Eintreffen des Arztes auf die Einnahme von schmerzlindernden Medikamenten verzichtet werden, weil diese die Krankheitsmerkmale vertuschen könnten. Bis zum Eintreffen des Arztes empfehlen sich daher kühle Umschläge oder Eisbeutel – und eine Akupressurbehandlung ...

Legen Sie die Unterschenkel des Erkrankten frei, und suchen Sie *sechseinhalb Fingerbreit unterhalb der Kniescheibenmitte* und *zwei Fingerbreit nach außen* die Akupressurpunkte, welche Sie nun kräftig nach unten massieren – zwei Minuten lang, und zwar auf dem rechten wesentlich stärker als auf dem linken Unterschenkel. Anschließend rücken Sie an beiden Beinen eineinhalb Fingerbreit tiefer und wiederholen dort die Akupressur – ebenfalls zwei Minuten lang.

Zwei weitere Punkte finden Sie auf dem Bauch. Ertasten Sie mit beiden Zeige- und Mittelfingern *zwei Punkte drei Fingerbreit links und rechts neben dem Nabel,* und akupressieren Sie diese Punkte nur sanft (!), indem Sie sie zwei Minuten lang nach unten massieren. Auch leichtes Klopfen kann Linderung bringen.

Entzündungshemmend wirken auch die Punkte *zwischen den beiden großen und den zweiten Zehen,* und zwar oben *in der Falte näher zur zweiten Zehe* hin. Dort massieren Sie ebenfalls zwei Minuten gleichzeitig an beiden Füßen zu den Zehenspitzen hin. Wiederholen Sie diese Akupressur alle zwei Stunden.

Hoher Blutdruck
Nehmen Sie ungewohnte Erscheinungen ernst!

Noch vor rund dreißig Jahren sagte man über einen zu hohen Blutdruck, er sei eine Alterserscheinung. Denn bei diesem Krankheitsbild entstehen im Laufe der Jahre kalkartige Ablagerungen in den Arterien. Dadurch werden sie steif, brüchig – und enger, so daß sich das Blut mit viel größerer Anstrengung als früher seinen Weg bahnen muß. Das bringt für den Menschen zahlreiche Beschwerden mit sich: Er spürt das Blut im Hals und an den Schläfen pochen, ist von innerer Unrast erfüllt, und die Haut hat eine unnatürliche Röte. Schließlich stellt sich Atemnot ein, und man spürt das Herz, weil es mehr leisten muß.

Auch heute noch ist der Bluthochdruck (Hypertonie) die häufigste Arterienerkrankung im fortgeschrittenen Alter. Doch mittlerweile werden auch jüngere Menschen im Alter von vier

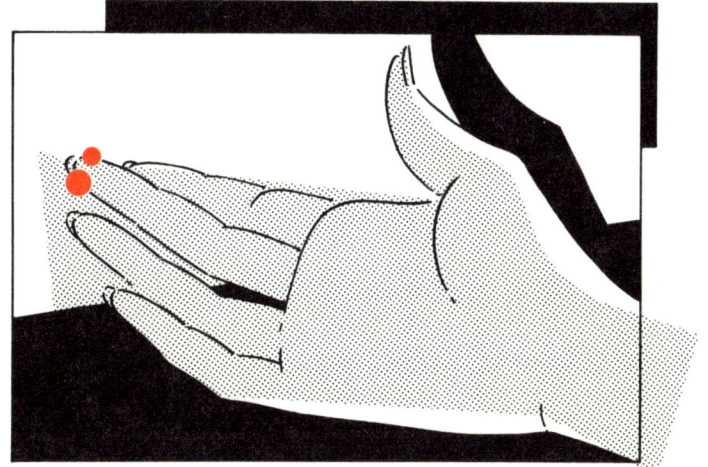

Hoher Blutdruck

Nehmen Sie den *rechten Mittelfinger* zwischen Daumen und Zeigefinger der linken Hand, und pressen Sie ihn links und rechts an der Kuppe.

zig, dreißig oder sogar schon zwanzig Jahren von dieser Krankheit betroffen. Die Gründe sind oftmals bei unseren Umwelteinflüssen zu suchen: Unrast, übermäßige Belastung, familiäre und berufliche Konflikte, mangelnde körperliche Bewegung bei reichlichem Essen sowie übermäßiger Konsum von Genußmitteln, vor allem von Nikotin und Alkohol, können den erhöhten Blutdruck auslösen.

Der erhöhte Blutdruck bleibt oft jahrelang unentdeckt – als Blutandrang zum Kopf; Schwindelgefühl, Ohrensausen, leichte Erregbarkeit, starkes Herzklopfen schon bei kleinen ungewohnten Belastungen werden dann nicht ernst genommen, zumal diese Erscheinungen immer nur nach langen Intervallen zu spüren sind.

Der ideale Blutdruck beträgt in jedem Alter in den Oberarmarterien 120 zu 80. Vom eigentlichen Hochdruck spricht man erst ab Werten über 150 bis 160 zu 90 bis 95. Dann muß er unbedingt normalisiert werden, denn eine andauernde Erhöhung kann ernste Herz- und Gefäßerkrankungen nach sich ziehen, unter anderem den häufig tödlichen Schlaganfall.

Die Akupressurbehandlung gegen zu hohen Blutdruck verläuft – neben einem konsequenten Einhalten der notwendigen Lebens- und Diätregeln – folgendermaßen: Nehmen Sie den *linken Mittelfinger* zwischen Daumen und Zeigefinger der rechten Hand, und pressen Sie ihn links und rechts an der Kuppe. Danach ziehen Sie kräftig an dem Finger und drücken erneut, und zwar zwei Minuten lang. Anschließend tun Sie das gleiche mit dem rechten Mittelfinger. Behandeln Sie jeden Finger dreimal abwechselnd hintereinander mindestens fünfmal am Tag, wobei Sie stets mit dem linken Finger anfangen!

Es gibt aber noch mehr Akupressurpunkte gegen Bluthochdruck – auf jeder Körperseite drei:

o *Oberhalb der Ohrläppchen in der Kerbe,* die sich dort zwischen zwei knorpelartigen Wülsten befindet. Drücken Sie sanft mit dem Nagel des Zeigefingers auf die betreffende Stelle, während der Daumen auf der Rückseite des Ohrs liegt.

o Zwischen dem *unteren Abschluß des Daumenballens und der Handgelenkfurche.* An diesen Stellen wird die Haut leicht hin- und hergeschoben oder beklopft.

O In den *Mulden unterhalb der Kniescheiben.* Hier muß die Haut mit dem gestreckten Zeige- oder Mittelfinger massiert werden.

Bei all diesen Punkten gilt: *Beginnen Sie stets auf der linken Körperseite, und behandeln Sie danach die rechte!* Und bis auf die Stellen am Mittelfinger dürfen alle anderen Regionen nur sanft akupressiert werden, denn es könnte ja sein, daß sich die kalkartigen Ablagerungen bereits gebildet haben – und dann würde ein zu starker Druck die Arterien zu sehr belasten. Leichter Druck regt dagegen an.

Niedriger Blutdruck
Wie Sie Ihre »Sparflamme« aktivieren …

Er gilt im allgemeinen als eine »Versicherung« für ein hohes Alter, weil er Herz und Gefäße schont. Aber der Blutunterdruck (Hypotonie) hat auch seine Schattenseiten, denn zuweilen ist es ein »Leben auf Sparflamme«, weil die körperliche und geistige Leistungsfähigkeit herabgesetzt ist – man ermüdet sehr schnell, hat Ohrensausen, einen Druck im Kopf oder Schwindelgefühle, vor allem morgens nach dem Aufstehen. Menschen mit zu niedrigem Blutdruck werden erst gegen Abend munter, wenn sich ihr Kreislauf endlich eingespielt hat. Außerdem können die Betroffenen nicht lange stehen und fallen nach außergewöhnlichen Belastungen – wie Mangel an Schlaf, psychischen Erregungen oder Konflikten – zuweilen in Ohnmacht.

Die Ursache von zu niedrigem Blutdruck ist meist beim Bewegungsmangel zu suchen. Wird dem Herzen zuwenig Leistung abgefordert, bildet sich seine Muskulatur langsam zurück – es wird kleiner, muß aber dieselbe Blutmenge pumpen. Deshalb erhöht sich der Puls bereits bei der kleinsten Belastung erheblich, und der betroffene Mensch glaubt dann, sein Herz sei sehr schwach, und legt sich ins Bett. Irrtum: Das Herz ist nicht krank – es wurde nur zuwenig trainiert! Daher können Bettruhe und Schonung diesen Zustand nur noch verschlimmern.

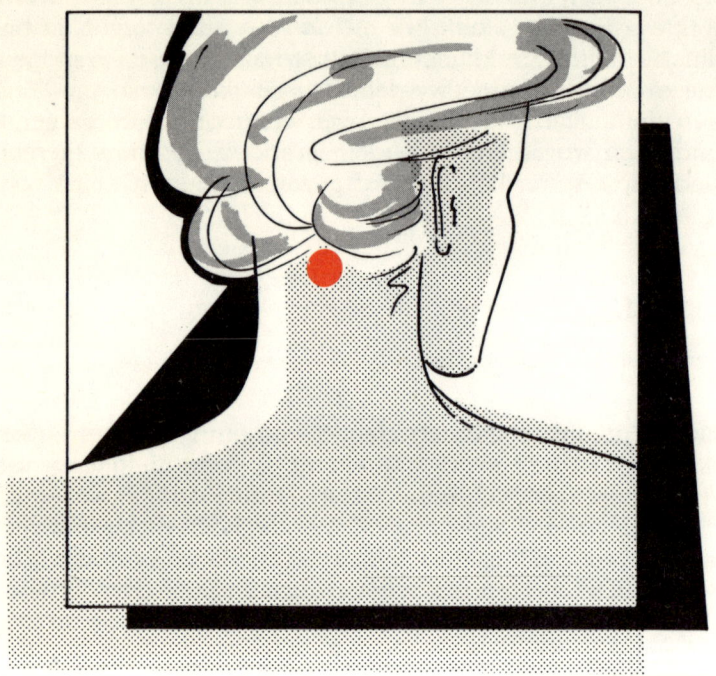

Niedriger Blutdruck

Heben Sie einen zu niedrigen Blutdruck an, indem Sie Ihre rechte oder linke Handfläche *auf den Hinterkopf* legen!

Sollten Sie unter einem Blutdruck wie 100 zu 70 oder weniger leiden, so können Sie ihn selbst anheben, indem Sie viel Kaffee oder Tee trinken und sich sportlich betätigen. Und zusätzlich behandeln Sie sich durch die Akupressur ...

Heben Sie einen zu niedrigen Blutdruck an, indem Sie Ihre rechte oder linke Handfläche *auf den Hinterkopf* legen! Dann drücken Sie fünfmal hintereinander fest zu. So einfach ist das. Diese Behandlung sollten Sie mindestens dreimal pro Tag durchführen, aber keinesfalls dann, wenn Sie sich über irgend etwas geärgert haben oder aus einem anderen Grund aufgeregt sind. Diese seelischen Empfindungen bewirken nämlich von selbst, daß Ihr Blut »in Wallung« kommt – daher sollten Sie dann die Akupressur auf später verschieben.

Ein weiterer Punkt liegt auf der Innenseite der Unterschenkel, und er läßt sich nur im Sitzen behandeln: Legen Sie *den rechten Fuß auf das linke Knie* und dann *die linke Hand so auf den rechten Unterschenkel*, daß Sie mit dem kleinen Finger gerade noch den inneren Knöchel spüren. Mit dem Daumen fassen Sie um den Unterschenkel herum. Nun drücken Sie kräftig mit dem Zeigefinger direkt neben den Mittelfinger, und zwar dreimal schnell nacheinander. Tut es weh? Das ist gut, denn Sie haben die richtige Stelle gefunden! Anschließend kommt der linke Unterschenkel dran, danach wieder der rechte. Beide sollten regelmäßig dreimal täglich dreimal akupressiert werden. Ob zuerst der rechte oder linke Unterschenkel, spielt keine Rolle.

Ein dritter Punkt befindet sich *am Nagelbett des kleinen Fingers*. Wenn Sie auf der dem Ringfinger zugeneigten Seite die Umgebung des Nagels leicht mit dem Daumennagel derselben Hand drücken, werden Sie bald an einer ganz bestimmten Stelle einen stechenden Schmerz verspüren. Genau dort müssen Sie akupressieren, dreimal kurz hintereinander an beiden Händen mindestens dreimal am Tag. Aber nicht zu fest – es genügt ein leichter Druck.

Sollte sich bei Ihnen nach all den hier beschriebenen Akupressurmethoden keine Linderung einstellen, sollten Sie sich vom Arzt oder Heilpraktiker gründlich untersuchen lassen. Unter Umständen leiden Sie dann nämlich unter bestimmten Organstörungen – und die können nur vom Fachmann behandelt werden!

Bronchitis

Handgelenk, Rückgrat, Brust und Hals sind wichtig ...

Fieber, schmerzhafter Reizhusten, Abgeschlagenheit, Heiserkeit und Schnupfen sind die charakteristischen Zeichen einer akuten Bronchitis. Bei ihr handelt es sich um eine zwei bis drei Wochen andauernde Entzündung, die meist aus den oberen Luftwegen in die unteren übertragen wird. Das Krankheitsbild zeigt eine überaus stark durchblutete und angeschwollene Schleimhaut, welche ein glasiges, zuweilen mit Eiter durchsetztes Sekret absondert, das sich nur schwer löst und daher nur mit großer Mühe abgehustet werden kann. Der Schleim wird von der Atmung bewegt, so daß ein Rasseln und Pfeifen zu hören ist. Nebenbei sei bemerkt: Oftmals werden auch Kinder von der akuten Bronchitis heimgesucht.

Die chronische Bronchitis ist dagegen eine Krankheit der Erwachsenen. Ihre Ursachen sind unter anderem eine angeborene Allergie gegen bestimmte Substanzen, schnelle Abkühlung, wiederholte Virusinfektion, Zigarettenrauch und zunehmende Luftverschmutzung.

Mittlerweile ist die chronische Bronchitits zu einer echten Volkskrankheit geworden. Viele Jahre lang tritt sie immer wieder im Frühjahr und Herbst auf und hält drei bis sechs Wochen an. Nach jedem Erscheinen bilden sich die Schleimhäute weiter zurück, bis die Abwehrmechanismen versagen und die Bronchien durch eine massive Produktion von weißlichem oder gelblichem Schleim verstopft werden.

Auch die Bronchitis läßt sich durch Akupressur lindern! Und hier sei zuerst auf einen Punkt hingewiesen, der sich so unauffällig behandeln läßt, daß es andere Menschen nicht bemerken. Legen Sie Ihren rechten Daumen dort *auf das Handgelenk, wo der Puls gemessen wird*. Dann rutschen Sie einen *Fingerbreit nach oben* und pressen dort mit leichtem Druck wenige Sekunden bis zwei Minuten – hier kommt es auf die Stärke des Anfalls an. Anschließend akupressieren Sie gleichermaßen die andere Hand.

Falls sich jedoch Ihr Zwerchfell sehr stark verkrampft hat, müssen Sie sich bei der Akupressur helfen lassen, weil eine

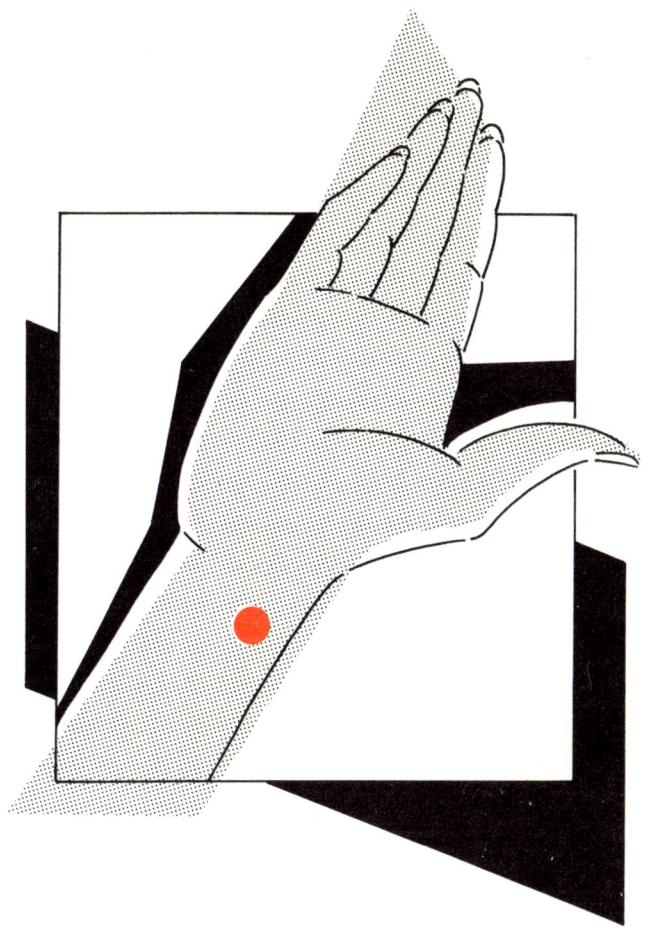

Bronchitis

Legen Sie Ihren linken Daumen dort *auf das Hand-gelenk, wo der Puls gemessen wird.* Dann rutschen Sie einen *Fingerbreit nach oben* und pressen dort mit leichtem Druck wenige Sekunden bis zwei Minuten.

Behandlung Ihres Rückens notwendig ist: Bitten Sie einen Bekannten, *auf dem Rückgrat die Region zwischen den Ansatzpunkten der siebten und achten Rippe* mit mittelstarkem Druck zu pressen, bis der Anfall vorüber ist.

Damit es aber nicht erst zu den gefürchteten Bronchitisanfällen kommt, sollten Sie jeden Tag mehrmals etwas zur Vorbeugung tun. Der wichtigste Punkt dafür liegt *auf der Brustmitte, und zwar in Höhe der vierten Rippe.* Dort finden Sie eine kleine Erhöhung, auf die Sie mit dem rechten oder linken Mittelfinger fest drücken und dabei die Haut nach oben und unten schieben. Tun Sie das zwanzigmal hintereinander fünfmal täglich.

Anschließend sollten Sie Ihren *Hals* akupressieren, indem Sie ihn *beidseitig neben dem Kehlkopf* mit dem Daumen sehr vorsichtig etwa dreißig Sekunden lang beklopfen. Am einfachsten geht das, wenn Ihre Finger dabei auf den Ohrmuscheln liegen. Diese Behandlung sollten Sie dreimal pro Tag durchführen.

Auch der dritte Vorbeugungspunkt muß recht sanft akupressiert werden: Mit dem Mittelfinger fahren Sie direkt *unterhalb Ihres Brustbeins*, bis Sie weiches Gewebe erreicht haben. Dort klopfen Sie vorsichtig fünfmal hintereinander mit der Mittelfingerkuppe – und das auch dreimal täglich.

Bei allen vorgenannten Behandlungsmethoden lassen sich Bronchitisanfälle durch Akupressur lindern oder vermeiden – aber nur, wenn Sie das Rauchen eingestellt haben! Bei sehr hartnäckigen Fällen sollten Sie auf jeden Fall einen Arzt aufsuchen und seine Behandlung mit der Akupressur unterstützen.

Brustpflege
Es geht auch ohne Skalpell

Es gibt keine Statistik darüber, wie viele Mädchen und Frauen unter einem zu kleinen Busen leiden. Aber es sind viel mehr, als man glaubt. Die meisten versuchen, diesen Mangel rein äußerlich durch Einlagen zu vertuschen. Eine wirkliche Hilfe ist damit natürlich nicht gegeben.

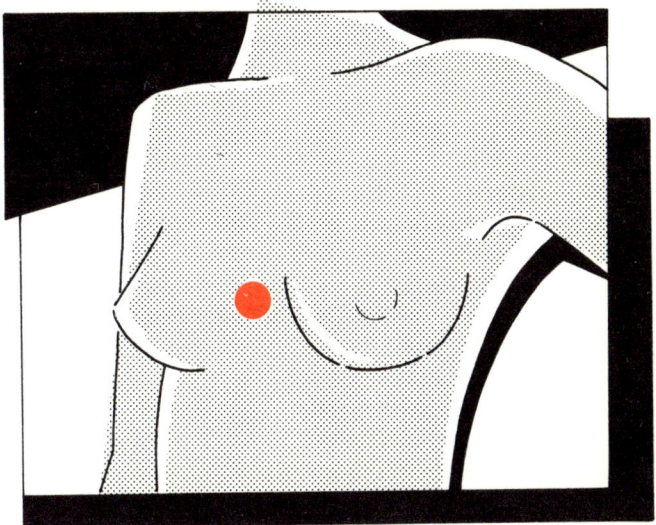

Brustpflege

Der erste Punkt liegt *auf dem Brustbein, und zwar direkt in der Mitte zwischen beiden Brustwarzen.*

Die weiblichen Brüste bestehen aus Fett- und Bindegewebe sowie Muskelfasern. Darin eingelagert sind in jeder Brust fünfzehn bis zwanzig Drüsenlappen, die wiederum aus mehreren Läppchen bestehen. Von diesen Milchdrüsen führen Ausführungsgänge zu den Brustwarzen.

Schon zwei, drei Wochen nach einer Empfängnis – also zu Beginn der Schwangerschaft – vermehrt sich das Drüsengewebe. Die Blutgefäße in den Brüsten erweitern sich, um mehr frisches, mit Sauerstoff angereichertes Blut herantransportieren zu können – mit dem Ergebnis, daß die Brüste größer werden.

Allerdings ist das gerade für jene Frauen, die vor der Schwangerschaft einen zu kleinen Busen hatten, wiederum mit Problemen verbunden, denn in vielen Fällen bekommen sie nach der Niederkunft einen Hängebusen: Das Drüsengewebe schrumpft wieder zusammen, die Haut wird faltig und schrumpelig, sieht alt und verbraucht aus.

Eine zu große Brust durch die Akupressur zu verkleinern – das geht nicht. Hier hilft nur das Messer des Chirurgen – doch das wiederum ist auch nicht immer der Weisheit letzter Schluß. Aber eine zu kleine Brust wachsen lassen – das kann durch die Akupressur erreicht werden! Ebenso kann die Akupressur helfen, daß eine nach der Schwangerschaft erschlaffte Brust wieder straff und fest wird. In beiden Fällen müssen dieselben Punkte behandelt werden ...

Der erste liegt *auf dem Brustbein, und zwar direkt in der Mitte zwischen den beiden Brustwarzen.* Es gibt mehrere Möglichkeiten, ihn zu behandeln: mit dem Daumen, mit einer, aber auch mit mehreren Fingerkuppen. Der Druck muß jedoch stets kurz und fest sein, drei- bis fünfmal hintereinander – und das mindestens fünfmal pro Tag. Wenn Sie diesen Punkt behandeln, gibt es für Sie eine sehr gute Kontrolle, ob Sie die richtige Stelle getroffen haben: Er ist recht schmerzempfindlich. Noch zwei, drei Minuten später werden Sie spüren, daß hier ein Druck ausgeübt wurde.

Der nächste Punkt befindet sich *in der Falte zwischen dem Zeige- und Mittelfinger,* und zwar ganz unten. Hier müssen Sie auch drei- bis fünfmal nacheinander kurz und fest drücken, ebenfalls mindestens dreimal täglich – ob zuerst links oder rechts, ist gleichgültig. Übrigens: In China wird dieser Punkt auch behandelt, wenn eine junge Mutter zuwenig Milch für ihr Baby produziert.

Als drittes folgt ein Punkt, der *mitten im Nacken liegt* – dort, wo sich der Haaransatz befindet. Hier genügt ein leichtes Klopfen mit dem Mittelfinger, zehn bis fünfzehn Sekunden lang dreimal täglich. Dabei soll der Kopf locker nach vorne hängen, während die Nackenmuskulatur nicht angespannt sein darf.

Zum Schluß werden die Brüste selbst behandelt. Streichen Sie mit beiden Händen gleichzeitig über *die unteren Rundungen der Brüste*, indem Sie innen am Brustbein beginnen und im Halbkreis um die Brustwarzen nach außen streichen, und zwar etwa drei Minuten lang, einmal morgens und einmal am Abend – der Druck sollte bei dieser Streichelmassage aber nur leicht sein.

Wenn sich der Erfolg nicht bald einstellt, dann verzagen Sie nicht. Manchmal dauert es ein halbes Jahr und noch länger, bis sich die Brust vergrößert oder gestrafft hat. Aber dann können Sie auf das Ergebnis stolz sein!

Depressionen
Verscheuchen Sie die trübe Stimmung!

Sicher haben Sie schon Tage erlebt, die Sie am liebsten aus Ihrer Erinnerung streichen würden: Die Welt erschien Ihnen düster, Sie fühlten sich niedergeschlagen und hatten kein Selbstbewußtsein. Am liebsten wären Sie ins Bett gegangen und hätten sich die Decke über den Kopf gezogen.

Depressionen sind zu einer Art Volksseuche geworden – immer mehr Menschen leiden unter trauriger Verstimmung und Niedergeschlagenheit. Schuld daran haben oft jene Eltern, die ihr Kind übermäßig behütet und verwöhnt haben. Dadurch wurde die Entwicklung zur eigenständigen Persönlichkeit gehemmt, und nach der Loslösung vom Elternhaus fühlen sich die jungen Menschen ausgestoßen und zu schwach, eigene Entscheidungen zu treffen. Aber auch Menschen, denen in der Kinderzeit die Mutterliebe versagt blieb, empfinden Minderwertigkeitskomplexe oder Pessimismus. Ja, es kann sich sogar

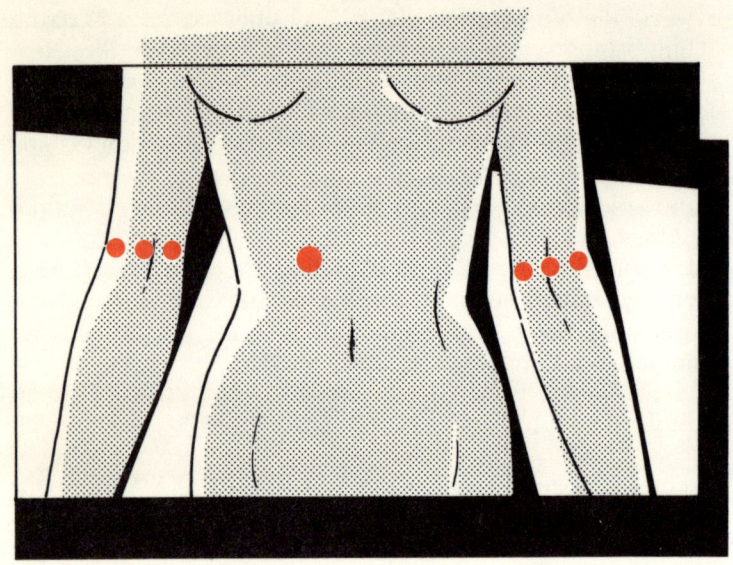

Depressionen

Legen Sie Ihre flache Hand *auf den rechten Bauch
oberhalb der Leber.*
   Auch *auf der Innenseite Ihrer Arme* befinden
sich Regionen, und zwar *in der Ellenbogenfalte.*

im ungeborenen Kind ein Haß gegen die Mutter entwickeln, der Schuldgefühle verursacht. All diese Symptome treten immer häufiger auf – was auch der steigende Verbrauch der entsprechenden Psychopharmaka zeigt: Zahllose Pillen oder Tropfen, die eine gute Laune herbeizaubern sollen, werden verkauft. Doch mittlerweile warnen verantwortungsbewußte Ärzte vor diesen Mitteln, weil sie bei übermäßigem Konsum süchtig machen.

In China werden Depressionen fast ausschließlich mit der Akupressur behandelt – und das sollten auch Sie tun! Schon morgens im Bett können Sie Ihren Depressionen den Garaus machen ...

Legen Sie Ihre flache Hand *auf den rechten Bauch oberhalb der Leber.* Drücken Sie nun zehn- bis fünfzehnmal fest zu – und schon steigt Ihre Laune erheblich an. Sollten Sie jedoch einen stechenden Schmerz empfinden, müssen Sie zum Arzt, weil Ihre Leber erkrankt sein kann!

Die nächsten Punkte, mit denen Sie Ihre Niedergeschlagenheit bekämpfen können, liegen *an den Mittelfingern.* Pressen Sie fünfmal hintereinander mit den Daumen so fest wie möglich am Nagelbett beider Mittelfinger auf die zum Zeigefinger gerichteten Seiten – und wiederholen Sie diese Akupressur mehrmals täglich zur Vorbeugung.

Auch *auf der Innenseite Ihrer Arme* befinden sich Regionen, deren Akupressur Ihre Depressionen schnell verscheucht. Dazu winkeln Sie die Arme etwas an, und dann massieren Sie dreißig Sekunden lang mit sanftem Druck *die gesamte Ellenbogenfalte* mit dem Daumen, wobei sich die Finger am besten auf der Außenseite des Ellenbogens befinden. Zuerst wird so der linke, dann der rechte Arm akupressiert.

Diese Ellenbogenmassage war aber nur die Einleitung für die folgende Behandlung: Drücken Sie zwei- bis dreimal hintereinander mit dem Daumen *auf die Handgelenk-Innenseite –* dort, wo der Puls gemessen wird. Erst am linken, dann am rechten Arm. Aber bitte nicht zu fest, weil diese Akupressur den Herzschlag und Kreislauf sehr anregen kann – Menschen mit schwachem Herzen sollten daher auf diese Art der Akupressur verzichten.

Für herzschwache Menschen empfiehlt sich eher eine Behandlung des Rückens, wofür Sie allerdings einen Partner brauchen: Setzen Sie sich auf einen Hocker, machen Sie einen Katzenbuckel, und lassen Sie die Arme locker nach unten hängen. Nun legt Ihr Partner beide Hände *auf die Schulterblätter* und drückt fünfmal hintereinander mittelstark zu. Merken Sie etwas? Natürlich: Ihre Laune wird zusehends besser – und damit Sie den ganzen Tag frohgestimmt bleiben, sollte die Rückenakupressur alle drei bis vier Stunden wiederholt werden!

Durchblutungsstörungen
Wie Sie sich vor »Aussetzern« schützen …

Der Blutkreislauf sichert in allen Organen und Geweben die Versorgung mit Sauerstoff und Nährstoffen zur Energiegewinnung im Stoffwechsel sowie den Abtransport von Schlacken; außerdem ist er für die Funktionsmöglichkeit der Hormone und anderer Substanzen zuständig. Blutgefäße befinden sich in nahezu allen Geweben, und die Menge ihrer Durchblutung wird je nach Sauerstoffbedarf durch hormonelle oder nervale Bedingungen geregelt – zum Beispiel fließt nach einer Mahlzeit mehr Blut in die Gefäße der Eingeweide, während bei einer Streßsituation oder starker Nervosität das Herz und die Muskulatur vermehrt mit Blut versorgt werden.

Die Durchblutungsmenge hängt aber auch von äußeren Einflüssen ab. Bei starker Kälte ziehen sich die Muskelfasern in den Gefäßwänden zusammen, der Hohlraum der Blutgefäße wird kleiner, so daß weniger Blut in die entsprechende Region gelangt (kalte, blasse Haut). Kommt der Mensch nun in einen warmen Raum, erweitern sich die Blutgefäße stark, und die bisher vernachlässigte Region wird kräftig durchblutet – die Haut wird sehr warm, es bilden sich rote Wangen. Wird der Körper jedoch zu lange starker Kälte ausgesetzt, so kann es zu »Ernährungsstörungen« in den Adern kommen. Ihre Gefäßwände werden gelähmt und erschlaffen – sie dehnen sich zwar stark aus, aber der Blutstrom verlangsamt sich erheblich, fließt kaum noch. Es entstehen Durchblutungsstörungen, die bei langer Dauer zu schweren Erfrierungen führen können.

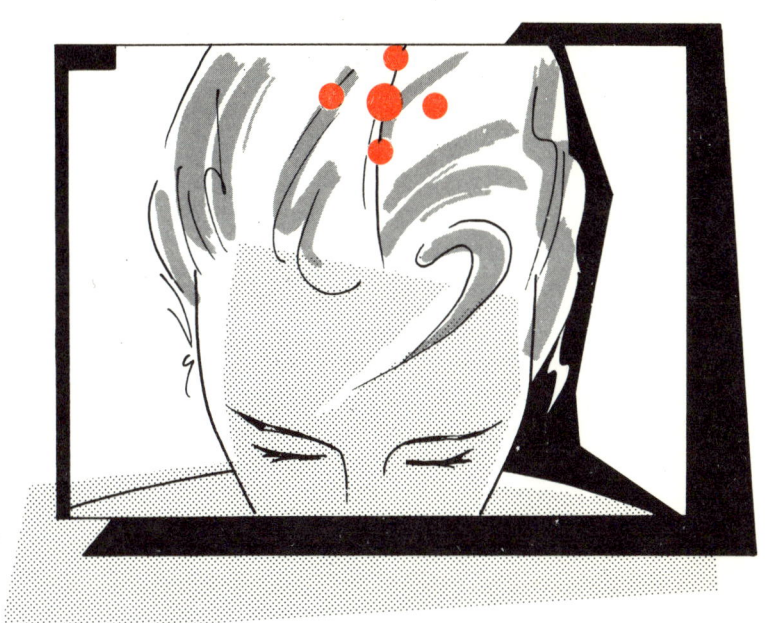

Durchblutungsstörungen

Legen Sie Ihren rechten Mittelfinger auf Ihre *Schädelmitte*, und zwar *auf eine gedachte Linie, die zwischen den Ohreingängen* liegt. Nun suchen Sie vier Punkte, die zwei Fingerbreit vor, hinter und neben diesem Mittelpunkt liegen, und akupressieren diese fünf Punkte gleichzeitig.

Neben diesen von äußeren Einflüssen herrührenden Komplikationen gibt es noch die vegetativen Durchblutungsstörungen. Es kommt – besonders bei schlecht gelüfteten Räumen – zu großer Hitze, zu plötzlichen Schwindelanfällen, zum Schwarzwerden vor den Augen, zu kalten Schweißausbrüchen, zu Übelkeit – ja sogar zu Ohnmachtsanfällen. Diese Störung entsteht durch eine Fehlsteuerung der Blutversorgung und -regulation, denn das Gehirn erhält plötzlich zuwenig sauerstoffreiches Blut, und der Blutdruck schafft es nicht, das Blut mit der notwendigen Geschwindigkeit durch die Gehirngefäße zu pumpen, so daß die übergeordneten Hirnzentren abgeschaltet werden – die Ohnmacht ist da!

Leiden Sie zuweilen auch unter diesen »Aussetzern«, so können Sie diese mit der Akupressur verhindern. Wenn Sie demnächst spüren, daß Ihnen mulmig wird, dann gehen Sie folgendermaßen vor: Legen Sie Ihren rechten Mittelfinger auf Ihre *Schädelmitte*, und zwar *auf eine gedachte Linie, die zwischen den Ohreingängen* liegt. Nun suchen Sie vier Punkte, die zwei Fingerbreit vor, hinter und neben diesem Mittelpunkt liegen; akupressieren Sie – am besten mit den Fingern beider Hände – diese fünf Punkte, indem Sie die Haut immer wieder nach vorne schieben.

Machen Sie das mindestens fünf Minuten lang, am besten aber, bis Ihr mulmiges Gefühl verschwunden ist. Und wiederholen Sie diese Übung zwei bis drei Stunden später zur Vorbeugung.

Haben Sie einen extrem niedrigen Blutdruck, empfiehlt sich noch eine Zusatzbehandlung: Drücken Sie mit dem rechten Daumennagel *auf Ihr Nagelbett am linken Mittelfinger* – und zwar an der zum Zeigefinger gerichteten Seite. Schieben Sie die Haut dabei drei Minuten lang sehr kräftig in Richtung Zeigefinger.

Danach machen Sie das gleiche – bitte dreimal täglich – am rechten Mittelfinger.

Die letztgenannte Akupressur ist auch etwas für Menschen, die einen hohen Blutdruck haben – dann darf das Nagelbett aber nur sanft massiert werden.

Durchfall
Nicht nur die Ernährung ist wichtig

Dieses lästige Übel entsteht meist dann, wenn der Speisebrei den Dünndarm nicht genügend vorbereitet erreicht und ihn zu schnell passiert. Ist der Durchfall chronisch, hält er also lange an, wird dem Körper Flüssigkeit entzogen, bis der Wasser- und Elektrolythaushalt gestört ist. In diesem Fall ist der Besuch eines Arztes unbedingt notwendig, weil der Mediziner die Darmflora während einer langwierigen und sorgfältigen Behandlung erneut aufbauen muß.

Der häufig auftretende einfache Durchfall ist fast ausnahmslos eine Folge von Ernährungsfehlern: Der Magen wurde überlastet oder durch Alkohol- oder Nikotinmißbrauch in Mitleidenschaft gezogen. Auch ein plötzlicher Wechsel der Ernährungsform kann Durchfall hervorrufen – so braucht der Organismus bei Auslandsreisen schon etwas Zeit, um sich an ein neues Klima, an Höhenunterschiede und eine neue Ernährungsform zu gewöhnen. Die Umstellung von mit Butter auf mit Öl zubereitete Kost bereitet ebenfalls Schwierigkeiten, weil jene für die neuen Speisen zuständigen Fermente in Magen und Darm erst aktiviert werden müssen.

Leiden Sie unter solch einem einfachen Durchfall, dann schlucken Sie lieber nicht irgendwelche Tabletten, denn die richten in der Darmflora meist noch mehr Schaden an. Besser ist es, wenn Sie gewisse Körperpunkte mit den Fingern behandeln, bis Ihr Darm wieder normal arbeitet ...

Tasten Sie genau *in der Körpermitte Ihren Brustkorb* ab. Dort, *wo das Brustbein mit dem sogenannten Schwertfortsatz* endet, gehen Sie noch etwas weiter nach unten, so daß Sie nicht mehr gegen einen harten Knochen, sondern auf weiches Fleisch stoßen. Nun legen Sie Ihren rechten oder linken Mittelfinger zwei Fingerbreit unterhalb des Brustbeins genau auf die Körpermitte und drücken nur einmal fest zu. Spüren Sie ein dumpfes Gefühl? Dann haben Sie es richtig gemacht; Sie sollten diese Behandlung zwei- bis dreimal am Tag wiederholen.

Zwei weitere Punkte lindern den Durchfall ebenfalls recht schnell, sind aber nicht einfach zu finden, weil Sie beim Druck nichts spüren: Klopfen Sie daher mit den Fingerkuppen von

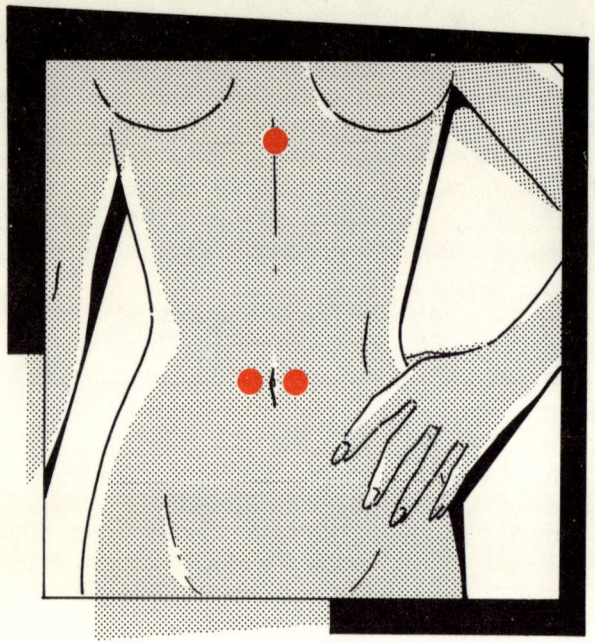

Durchfall

Tasten Sie genau *in der Köpermitte Ihren Brustkorb* ab. Dort, *wo das Brustbein mit dem sogenannten Schwertfortsatz* endet, gehen Sie noch etwas weiter nach unten.

Zwei weitere Punkte sind jedoch nicht einfach zu finden, weil Sie beim Druck nichts spüren: Klopfen Sie daher mit den Fingerkuppen von Zeige- und Mittelfinger die Region *links und rechts neben dem Bauchnabel* ganz leicht ab.

Zeige- und Mittelfinger die Region *links und rechts neben dem Bauchnabel* ganz leicht ab – etwa zwei Minuten lang –, und wiederholen Sie diese Akupressur mehrmals pro Tag, und zwar etwa alle zwei bis drei Stunden. *An den Füßen* können Sie den Durchfall ebenfalls bekämpfen: Legen Sie Ihren Mittelfinger *auf eine Mulde*, die einen Daumenbreit *oberhalb der zweiten und dritten Zehe* liegt, und massieren Sie dort die Haut unter mittelkräftigem Druck etwa zwei Minuten lang hin und her. Zuerst behandeln Sie den rechten, anschließend den linken Fuß. Akupressieren Sie Ihre Füße so dreimal täglich.

Auch beim letzten Punkt müssen Sie die Haut hin- und herschieben, und zwar *an Ihren Armen*. Denken Sie sich eine gerade Linie *zwischen den Daumenballen und den äußeren Enden Ihrer Ellenbogenfalten*. Nun massieren Sie mit drei oder vier Fingerkuppen der anderen Hand zuerst am rechten Arm *die Mitte dieser Linie* mit mittelstarkem Druck, wobei sich der Daumen auf der anderen Seite des Armes befindet, und anschließend am linken Arm – jede Seite etwa zehn Sekunden lang und dreimal pro Tag. Denn die Regelmäßigkeit ist bei der Akupressur von größter Bedeutung, ebenso Geduld und Ausdauer. Daher sollten Sie Ihre Bemühungen nicht einstellen, wenn sich der Erfolg nicht gleich meldet.

Erbrechen
Auch Schwangeren hilft die Akupressur!

Bei diesem Symptom handelt es sich nicht um eine Krankheit, sondern um Vorboten oder Begleiterscheinung anderer Störungen. Bei Kindern jedoch liegt die Sache etwas anders, denn sie befreien sich durch Erbrechen leichter von unbekömmlichen Dingen als Erwachsene.

Der Vorgang erfolgt durch das Zusammenspiel zahlreicher Einzelfunktionen: Der Magen erschlafft, gleichzeitig wird sein Eingang so weit wie möglich geöffnet, während von den Muskeln der vorderen Bauchwand und dem Zwerchfell der Mageninhalt wieder herausbefördert wird. Dieses Zusammenspiel wird vom »Brechzentrum« im Gehirn gesteuert.

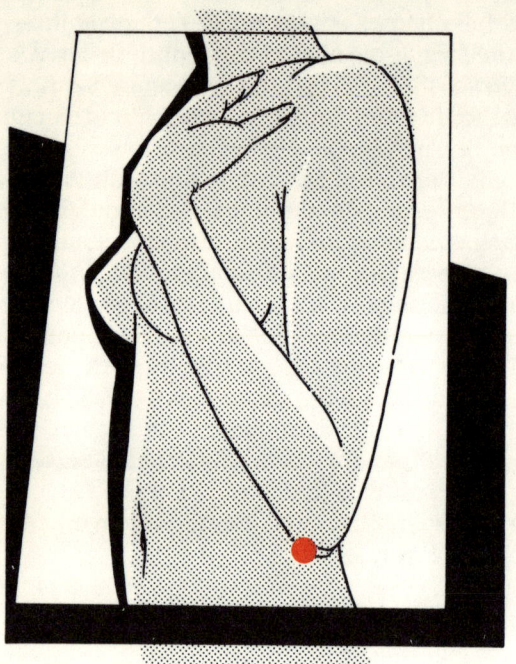

Erbrechen

Beugen Sie Ihren linken Arm nach oben, und legen
Sie ihn direkt neben Ihren Körper. Nun massieren
Sie mit dem Mittelfinger der rechten Hand einen
Punkt, der *am Unterarm direkt oberhalb der Ellen-
bogenspitze* liegt, nach oben.

Es gibt viele Ursachen für das Erbrechen. So kann beispielsweise eine Reizung des Brechzentrums durch bestimmte Giftstoffe erfolgen, die mit der Nahrung aufgenommen wurden und mit dem Blut in das Brechzentrum gelangten. Auch die Magenwand kann bei unverträglichen Speisen das Brechzentrum alarmieren – bei werdenden Müttern etwa erfolgt das »Schwangerschaftserbrechen« durch bestimmte Stoffe, die von der sich entwickelnden Frucht in den mütterlichen Organismus gelangen.

Beim nervösen Erbrechen sind es jedoch nicht schädliche Stoffe, die zum Übergeben führen, sondern dann sind es seelisch bedingte Konflikte, die »zum Kotzen« sind: Probleme im Beruf, Prüfungsangst – oder Ekel.

Natürlich spielt auch der Alkohol beim Erbrechen eine große Rolle. Hat man einen »zuviel über den Durst« getrunken, kann es schon passieren, daß Magen und zuständiges Gehirnzentrum rebellieren – und es kommt einem »wieder hoch«.

Gegen Übelkeit und Erbrechen gibt es zahlreiche Medikamente oder gewisse Hausmittel. Da wird zu Milch oder Cola geraten, zu Weißbrot, Schokolade oder Zucker. Aber es gibt eine viel bessere Möglichkeit, diese Beschwerden zu behandeln – mit Hilfe der Akupressur ...

Beugen Sie Ihren linken Arm nach oben, und legen Sie ihn direkt neben Ihren Körper. Nun massieren Sie mit dem Mittelfinger der rechten Hand einen Punkt, der *am Unterarm direkt oberhalb der Ellenbogenspitze* liegt, nach oben – mindestens eine Minute lang. Anschließend machen Sie dasselbe am rechten Arm. Diese Übung sollten Sie mindestens fünfmal täglich durchführen – und wenn der Brechreiz verschwunden ist, dann sollten Sie vorbeugen, indem Sie am darauffolgenden Tag das Ganze wiederholen.

Zwei weitere Punkte finden Sie auf Ihrer Brust: Denken Sie sich zwei gerade Linien *von den Brustwarzen nach unten* und etwa *zwei Fingerbreit unterhalb der sechsten und siebten Rippe*. Massieren Sie diese Punkte gleichzeitig links und rechts mit Ihrem Zeige- oder Mittelfinger, indem Sie die Haut nach oben schieben – aber nicht zu fest, alles muß sehr sanft vor sich gehen! Akupressieren Sie so dreimal täglich zwei Minuten lang.

Nun zum Bauch: Ertasten Sie zwei Punkte, die *fünf Finger-*

breit oberhalb Ihres Nabels und drei Fingerbreit links und rechts davon liegen. Diese Stellen massieren Sie mit mittelkräftigem Druck nach unten, und zwar eine Minute lang. Anschließend kommt sofort ein Punkt dran, den Sie zwei Fingerbreit genau unterhalb des Nabels finden. Er muß ebenfalls mit mittelstarkem Druck eine Minute lang akupressiert werden – aber nach oben!

Hier eine Akupressur gegen das Schwangerschaftserbrechen: Beklopfen Sie mit dem Mittelfinger der rechten Hand die Region, die *auf der Innenseite des Handgelenks* zwei Fingerbreit oberhalb der Stelle liegt, wo Sie den Puls fühlen können – aber nur sehr sanft und eine Minute lang. Anschließend machen Sie dasselbe am rechten Handgelenk. Auch wenn Ihnen gerade nicht übel ist, sollten Sie diese Übung mindestens fünfmal pro Tag zur Vorbeugung durchführen.

Fieber

Wehren Sie den Anfängen nicht mit Medikamenten!

Fieber ist keine Krankheit, sondern Anzeichen verschiedenster Erkrankungen. Die Ursache können Infektionen, Vergiftungen, Tumoren, Verletzungen, Entzündungen verschiedener Art, hormonelle Überfunktionen, Sonnenstich, allergische Reaktionen, rheumatische Erkrankungen und vieles andere mehr sein. Es gibt kaum ein Krankheitsbild, bei dem nicht Fieber auftreten kann.

Die normale Körpertemperatur liegt bei 36,5 bis 37 Grad, wobei der Wert von der Meßmethode abhängig ist. So ergeben Messungen im After und unter der Zunge etwa 0,5 Grad höhere Werte als bei der Messung unter der Achsel. Fieber sollte niemals geschätzt werden, wie zum Beispiel durch das beliebte Handauflegen auf die Stirn.

Eine hohe Körpertemperatur ist eine Abwehrreaktion des Organismus, wobei dessen »Thermostat« höher eingestellt wird. Dadurch werden alle Stoffwechselvorgänge aktiviert und verlaufen schneller. Auch alle Abwehrprozesse, wie die Bildung von Antikörpern, die Reaktion der Freßzellen und andere Hei-

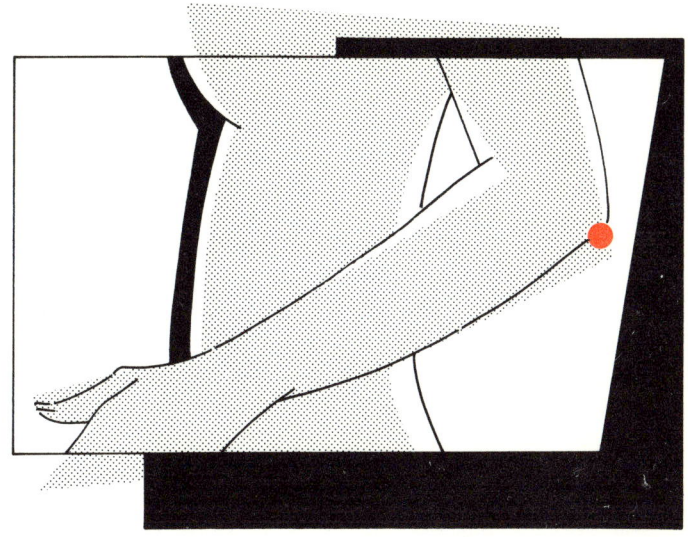

Fieber

Winkeln Sie Ihren linken Arm leicht an, und tasten Sie mit dem rechten Zeige- und Mittelfinger die *Außenseite des Ellenbogengelenks* ab. Wenn Sie nun zwischen den verschiedenen Knochen dieser Gelenke in *eine Vertiefung* geraten, müssen Sie sehr kräftig zudrücken.

lungsvorgänge, vollziehen sich bei einer höheren Temperatur besser; Erreger werden abgetötet.

Andererseits hat diese Stoffwechselsteigerung auch negative Folgen, weil sie eine starke Kreislaufbelastung darstellt. Der Organismus verbraucht mehr Energie, er verdunstet mehr Flüssigkeit – daher müssen Fiebernde viel trinken –, das Herz schlägt höher und vieles andere mehr.

Bei Kleinkindern, die rascher Fieber bekommen, kann durch diese Belastung durchaus das Gleichgewicht im Stoffwechsel gestört werden. Daher kann auch bei sehr lange anhaltendem Fieber diese eigentlich positive Reaktion des Organismus umkippen und zum krankheits- und komplikationsfördernden Faktor werden. Trotzdem wäre es falsch, zu schnell und zu leichtfertig diese Abwehrreaktion zu stören und sofort mit fiebersenkenden Medikamenten bei geringsten Temperaturanstiegen einzugreifen. Eine Behandlung mit Hilfe der Akupressur ist viel besser ...

Winkeln Sie Ihren linken Arm leicht an, und tasten Sie mit dem rechten Zeige- und Mittelfinger die *Außenseite des Ellenbogengelenks* ab. Wenn Sie nun zwischen den verschiedenen Knochen dieser Gelenke in *eine Vertiefung* geraten, müssen Sie sehr kräftig zudrücken – aber nur einmal. Anschließend schieben Sie die Haut recht fest hin und her, bevor Sie dieselbe Übung am rechten Arm machen und sie mindestens fünfmal am Tag wiederholen, bis das Fieber nachgelassen hat. Dann sollte diese Akupressur nur noch zweimal täglich erfolgen.

Zwei weitere Punkte finden Sie *an Ihren Händen*. Pressen Sie *Daumen und Zeigefinger* der linken Hand fest zusammen, so daß sich dazwischen ein Muskelwulst bildet. Nun drücken Sie mit dem rechten Zeige- oder Mittelfinger fünfmal kräftig auf den höchsten Punkt des Wulstes und schieben gleichzeitig die Haut hin und her. Danach machen Sie dieselbe Akupressur auf der rechten Hand. Diese Übung sollten Sie dreimal täglich durchführen, und zwar an beiden Händen.

Wenn Sie aufgrund Ihres Fiebers nicht schlafen können, müssen Sie einen Punkt akupressieren, der sich *im Nacken* befindet, und zwar *am unteren Rand des siebten Halswirbels*. Beugen Sie Ihren Kopf leicht, dann werden Sie diesen Wirbel schnell finden, weil er am meisten hervorspringt. Ihn müssen Sie, falls Sie auch an Kopfschmerzen leiden, am unteren Rand kurz und recht sanft nach oben hin massieren – zwei Minuten lang. Haben Sie jedoch kein Kopfweh, ist es besser, wenn Sie mit Zeige- und Mittelfinger zehnmal leicht auf diese Region klopfen.

Frigidität
Durch Akupressur ein ausgefülltes Sexualleben

Dieses Wort ist vom lateinischen *frigidus* abgeleitet, was soviel heißt wie »kalt«, und unter Frigidität (Gefühlskälte) versteht man das völlige Fehlen der sexuellen Erregbarkeit bei der Frau, aber auch das Unvermögen, zum Orgasmus zu kommen. Der Begriff muß also für zwei ganz verschiedene Sachverhalte herhalten!

Das Fehlen der sexuellen Lust stellt für die betroffene Frau selten ein Problem dar. Sie kann trotzdem ein ausgefülltes Leben führen, ohne auch nur an Sex zu denken.

Im allgemeinen versteht man unter Frigidität jedoch nicht das Fehlen der sexuellen Erregbarkeit, sondern die Unfähigkeit der Frau, zum Orgasmus zu gelangen. Wie gesagt: die Unfähigkeit! Denn leider glauben viele Leute, eine Frau, die in der Sexualität Schwierigkeiten hat, sei auch frigide.

Sie haben unrecht. Denn wenn es so wäre, müßten beinahe alle Frauen als frigide gelten – weil nämlich Frauen, die immer und zu jeder Gelegenheit zum Orgasmus kommen können, eine Ausnahme sind.

Die Ursachen der Frigidität sind zumeist im Seelenleben zu suchen. Oft sind Kindheitserlebnisse dafür verantwortlich: Ein Mädchen, das in seinem Elternhaus nur wenig Liebe bekommen hat, kann in seinem späteren Leben erotisch uninteressiert und gefühlskalt sein – oder es ist, ganz im Gegenteil, sein Leben lang auf der Suche nach Zärtlichkeit.

Wenn eine Frau tatsächlich gefühlskalt ist, muß das nicht heißen, daß sie es immer war oder bleibt! Oftmals ist es eine unbewußte Angst vor einer Schwangerschaft, die zur Frigidität führt, und nicht selten beschränkt sich die Frigidität nur auf eine Person. Eine Frau, die bei ihrem Partner nicht zum Höhe-

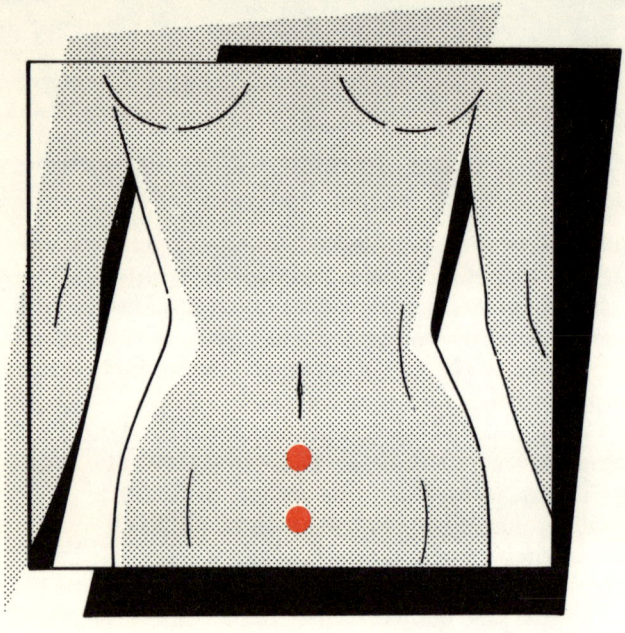

Frigidität

Legen Sie Ihren Zeige- oder Mittelfinger *in die Mitte Ihres Bauches,* zwei bis drei Fingerbreit unterhalb des Nabels, und pressen Sie einen Finger der anderen Hand gleichzeitig auf einen Punkt, der sich etwa *eine Handbreit oberhalb des ertastbaren Knochens* befindet, *auf dem die Blase liegt.*

punkt kommt, kann ihn bei einem anderen Menschen – sei es Mann oder Frau – durchaus erreichen. Es handelt sich in diesem Fall also um keine echte Gefühlskälte.

Frauen, die ihren Mann lieben, leiden natürlich sehr unter ihrer Gefühlskälte. Ihnen kann jedoch kein Frauenarzt helfen – sie müssen sich einer psychotherapeutischen Behandlung unterziehen. Frigidität kann aber auch durch die Akupressur bestimmter Körperpunkte abklingen ...

Legen Sie Ihren Zeige- oder Mittelfinger *in die Mitte Ihres Bauches*, zwei bis drei Fingerbreit unterhalb des Nabels, und pressen Sie einen Finger der anderen Hand gleichzeitig auf einen Punkt, der sich etwa *eine Handbreit oberhalb des ertastbaren Knochens* befindet, *auf dem die Blase liegt*. Beide Punkte müssen kräftig nach oben massiert werden, und zwar mindestens zwei Minuten lang – drei- bis fünfmal am Tag.

Bei einer anderen Übung müssen Sie Ihren Partner um Hilfe bitten. Während Sie auf dem Bauch liegen, ertastet Ihr Partner *zwei Vertiefungen*, die sich etwa einen *Fingerbreit jeweils rechts und links neben dem Beginn der Gesäßfalte* befinden. Diese Region beklopft er mit Zeige- und Mittelfinger – wieder zwei Minuten lang. Und weil Sie gerade auf dem Bauch liegen, kommt danach ein Punkt dran, der sich *auf Ihrem Rücken zwischen dem zweiten und dritten Lendenwirbel* befindet. Diese Stelle muß fünf Minuten lang recht kräftig nach oben hin massiert werden. Lassen Sie sich von Ihrem Partner möglichst zweimal täglich behandeln – einmal am Morgen und einmal abends.

Gallenkolik
Wie Sie die fast unerträglichen Schmerzen lindern ...

Die Gallenflüssigkeit wird von den Leberzellen aus Abbaustoffen der Nahrung hergestellt. Sie ist grünlich bis gelbbraun gefärbt und ungewöhnlich bitter. Ihre Hauptaufgabe ist es, sich in feinstem Maße auf die Fettsubstanzen zu verteilen, wodurch eine Verdauung der Fette möglich gemacht wird. Zudem hat sie antibakterielle und Ausscheidungsfunktionen.

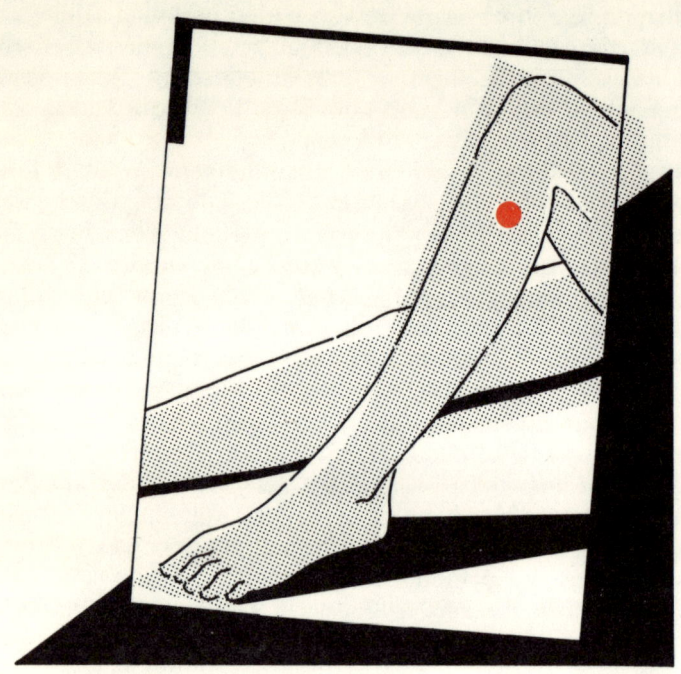

Gallenkolik

Ertasten Sie mit den Mittelfingern *unterhalb Ihrer Kniekehlen die Wadenbeinknöpfchen.* Nun rücken Sie *drei Fingerbreit tiefer* und massieren diese Punkte gleichzeitig mit sehr kräftigem Druck nach unten.

Die Gallenwege beginnen mit feinen Haargefäßen, die röhrenartig zwischen den Leberzellen verlegt sind und rund um die Zellen laufen. Sie ziehen sich wie die Schächte eines Bergwerks durch die Leber, sammeln sich an bestimmten Plätzen, münden in Hauptgänge der Leberlappen und leiten die Galle schließlich in den großen Lebergallengang, an dessen Ende die Gallenblase hängt. Diese fängt den überschüssigen Gallensaft auf und speichert ihn – denn die Leber produziert ständig, wohingegen der Gallensaft nur schubweise während der Mahlzeiten benötigt wird. Dann wird die Galle vom Darm abgerufen.

Die Gallenblase kann etwa fünfzig Kubikzentimeter Flüssigkeit aufnehmen, und ihre Drüsen stellen jenen schleimigen Saft her, welcher der Galle beigemischt ist. Doch zuweilen befinden sich – besonders bei Frauen – in der Gallenblase Gegenstände, die recht lästig werden können: Steine. Rund ein Drittel aller Menschen – besonders jene, die sich wenig bewegen, und Fettsüchtige – leiden unter Gallensteinen, eine Krankheit, die meist »stumm« verläuft, denn in rund 80 Prozent der Fälle liegen kleine Steine vor, welche die engen Passagen bis zum Zwölffingerdarm ohne Störungen passieren – während große Steine am Ausgang der Gallenblase oder hinter dem Schließmuskel am Zwölffingerdarm hängenbleiben. Darauf zieht sich – ähnlich wie die Gebärmutter bei der Geburt – die Gallenblase zusammen, um den Stein auszutreiben. Dabei und beim Pressen durch die Engstellen am Zwölffingerdarm entstehen heftige Schmerzen, die meist in die rechte Schulter ausstrahlen – eine Gallenkolik ist da! Die Kolik verschwindet erst wieder, wenn der Stein durch- oder wieder zurückgefallen ist. Bleibt er jedoch stecken, so entstehen ein Steinverschluß und in seinem Gefolge ein Rückstau der Galle in der Leber.

Bei einer Gallenkolik braucht der Kranke schnelle ärztliche Hilfe, damit seine Krämpfe gelöst und die Schmerzen gelindert werden. Doch meist ist der Arzt nicht sofort zur Stelle – was tun? Bis zu seinem Eintreffen kann die Akupressur Schmerzlinderung verschaffen ...

Ertasten Sie mit den Mittelfingern *unterhalb Ihrer Kniekehlen die Wadenbeinknöpfchen.* Nun rücken Sie *drei Fingerbreit tiefer* und massieren diese Punkte gleichzeitig mit sehr kräftigem Druck nach unten – mindestens drei Minuten lang. Führen

Sie diese Übung immer wieder durch, und zwar mindestens einmal pro Stunde, bis Ihnen der Arzt weitere Hilfe geben kann.

Zwei weitere Punkte gegen Gallenkolik finden Sie *an Ihrem Kopf*. Diese Behandlung sollte aber nur zusätzlich zu der erstgenannten durchgeführt werden: Legen Sie die Zeigefinger *eineinhalb Fingerbreit über Ihren Augenbrauen* auf die Stirn, und zwar *genau über den Pupillen*. Nun massieren Sie diese Punkte drei Minuten lang kräftig in Richtung Haaransatz.

Auch *am Bauch* gibt es zwei Punkte, die Sie nach der ersten Behandlung zusätzlich akupressieren können. Legen Sie einen Mittelfinger genau *zwischen den Brustbeinfortsatz* und den Zeigefinger zwei Fingerbreit höher. Beide Stellen massieren Sie bei mittelstarkem Druck drei Minuten lang nach oben. Diese Akupressur sollten Sie auch durchführen, wenn Sie sich bereits in ärztlicher Behandlung befinden.

Gedächtnisschwäche
Bringen Sie etwas Geduld auf!

Zu den eindrucksvollsten Leistungen des menschlichen Nervensystems gehört die Fähigkeit, bereits zurückliegende Erlebnisse, Eindrücke, Erfahrungen und Empfindungen speichern zu können, daraus zu lernen, zu vergleichen und letztlich auch vorausschauen und denken zu können. Allerdings werden im Gedächtnis nicht sämtliche Informationen gleichrangig gespeichert, so daß nicht alle irgendwann einmal abgerufen werden können.

Vielen Menschen im fortgeschrittenen Alter gelingt es ohne weiteres, ein Gedicht, das sie einst während der Schulzeit gelernt haben, ohne Stockungen vorzutragen. Es bleibt also im Gedächtnis, obwohl bereits Jahrzehnte vergangen sind. Dagegen kann es passieren, daß diese Menschen eine Information vom Vortage völlig vergessen haben oder daß ihnen ein Name, der kurz zuvor genannt wurde, einfach nicht mehr einfallen will. Der Grund: Unser Gedächtnis besteht aus zwei Teilen – dem Langzeit- und dem Kurzzeitgedächtnis. Während im Langzeitgedächtnis die Eindrücke gleichsam eingemeißelt

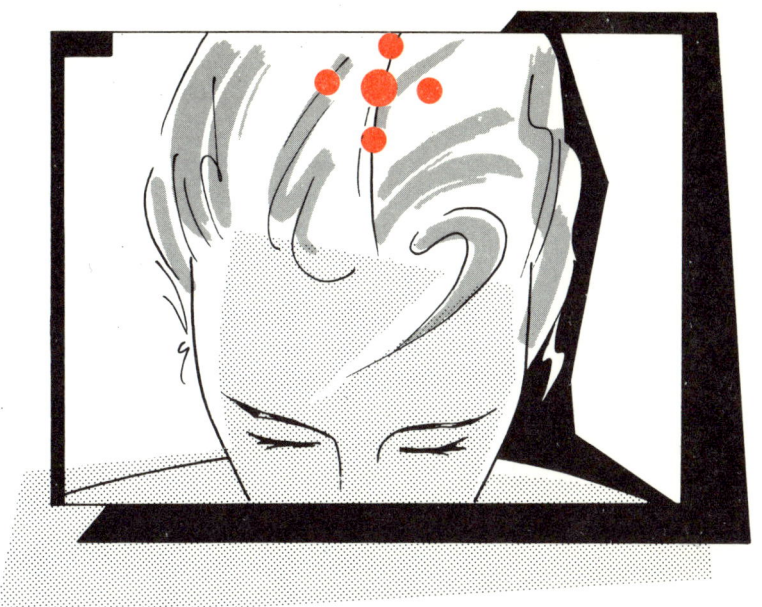

Gedächtnisschwäche

Die wichtigsten Behandlungspunkte befinden sich *auf Ihrem Kopf,* sind aber nicht leicht auszumachen. Denken Sie sich eine Linie zwischen den beiden Eingängen Ihrer Ohren, und suchen Sie genau *auf der Mitte Ihrer Schädeldecke* einen Punkt. Nun müssen Sie vier andere Stellen suchen, die sich *zwei Fingerbreit vor, hinter und seitlich* von dem Mittelpunkt befinden.

sind und unverlöschbar erscheinen, speichert das Kurzzeitgedächtnis die Informationen nur für eine bestimmte Zeit. Und
das hat seinen Sinn: Das Kurzzeitgedächtnis ist wie ein Filter,
der unser Gehirn vor einem Überangebot an Informationen
schützt. Erlangt ein bestimmter Eindruck (oder ein Ereignis)
unsere Aufmerksamkeit, so werden diese Informationen vom
Gehirn geprüft. Wiederholt sich dieser Eindruck oder diese
Information, dann wird die neue Erkenntnis in das Langzeitgedächtnis übergeleitet und im Kurzzeitgedächtnis – wie von
einem Tonband – gelöscht. Daraus läßt sich folgern: Nur etwas,
das mehrfach wiederholt wird, gelangt in das endgültige, das
Langzeitgedächtnis.

Nun kommt es – besonders im zunehmenden Alter – nicht
selten dazu, daß unser Kurzzeitgedächtnis ermüdet. Zwar
nimmt es noch Informationen auf, aber sie werden zu schnell
wieder gelöscht – der Betroffene leidet unter Gedächtnis-
schwäche!

Schützen Sie sich dagegen! Bringen Sie Ihr Kurzzeitgedächtnis wieder in Schwung – mit Hilfe der Akupressur . . .

Die wichtigsten Behandlungspunkte befinden sich *auf
Ihrem Kopf,* sind aber nicht leicht auszumachen. Denken Sie
sich eine Linie zwischen den beiden Eingängen Ihrer Ohren,
und suchen Sie genau *auf der Mitte Ihrer Schädeldecke* einen
Punkt. Nun müssen Sie vier andere Stellen suchen, die sich
zwei Fingerbreit vor, hinter und seitlich von dem Mittelpunkt
befinden. Haben Sie nun alle Punkte entdeckt, *müssen alle
fünf gleichzeitig* mindestens drei Minuten lang nach vorne
massiert werden – ob mit den Fingern einer Hand oder mit
Hilfe beider Hände, das ist gleichgültig. Machen Sie diese
Übung dreimal am Tag.

Ein anderer Punkt, mit dem Sie auch Ihre Konzentrationsfähigkeit steigern können, befindet sich am Unterarm. Drehen
Sie Ihre Hand, so daß die *Innenfläche nach oben* zeigt, und
suchen Sie nun eine Stelle, die sich *in der Mitte des Unterarms,
drei Fingerbreit unterhalb des Handgelenks,* befindet. Hier
massieren Sie mit dem Daumen – die Finger befinden sich auf
der anderen Seite des Armes – drei Minuten lang in Richtung
Hand, und zwar zuerst am linken Arm, danach am rechten.
Diese Übung sollte täglich dreimal an beiden Händen durchgeführt werden.

Zusätzlich zu den vorgenannten Übungen empfiehlt sich noch eine Akupressur *am Bauch. Zwei Fingerbreit unter Ihrem Nabel* ist ein Punkt, den Sie nach oben massieren müssen – einmal täglich mindestens drei Minuten lang.

Bitte verzagen Sie nicht, wenn sich das Erinnerungsvermögen nicht sofort einstellt. Bei dieser Akupressur erfolgt die Besserung langsam, aber stetig!

Grippe

Schon erste Anzeichen verlangen eine intensive Behandlung!

Die Grippe gehört immer noch zu den unbeherrschbaren großen Seuchen. Das Grippevirus wird durch Tröpfcheninfektion übertragen, zum Beispiel beim Niesen oder Husten. Da die Erreger in geschlossenen Räumen noch nach einer Stunde jemanden anstecken können und im trockenen Staub sogar mehrere Tage lebensfähig bleiben, ist es erklärlich, warum sich bei Epidemien kaum jemand der Ansteckung entziehen kann.

Bei der Grippe beträgt die Inkubationszeit, also die Zeit von der Ansteckung bis zum Ausbruch der Krankheit, wenige Stunden bis zu vier Tage. Die Krankheit kann sich langsam einstellen, mit Schnupfen, Husten, Kopf- und Halsschmerzen und allgemeiner Abgeschlagenheit, sie kann aber auch ganz plötzlich mit Schüttelfrost und hohem Fieber einfallen. Dabei vermehrt sich das Virus im Rachen und in den Bronchien, verursacht dort entzündliche Schleimschwellungen und steigt anschließend weiter ab in Richtung Lunge.

Wenn bei einer Grippe das Fieber länger als vier bis sechs Tage um 39 Grad anhält oder nach einem kurzen Abfall wieder ansteigt, dann hat eine »Superinfektion« begonnen, die anfangs die oberen Luftwege befällt und danach häufig Lungenentzündungen verursacht. Diese sind insofern gefährlich, als es sich oftmals um Mischinfektionen von Viren und Bakterien handelt, die Herz- und Kreislaufstörungen hervorrufen können.

Gegen die Grippe gibt es eine Schutzimpfung, die jährlich wiederholt werden muß. Doch ist die Krankheit bereits ausge-

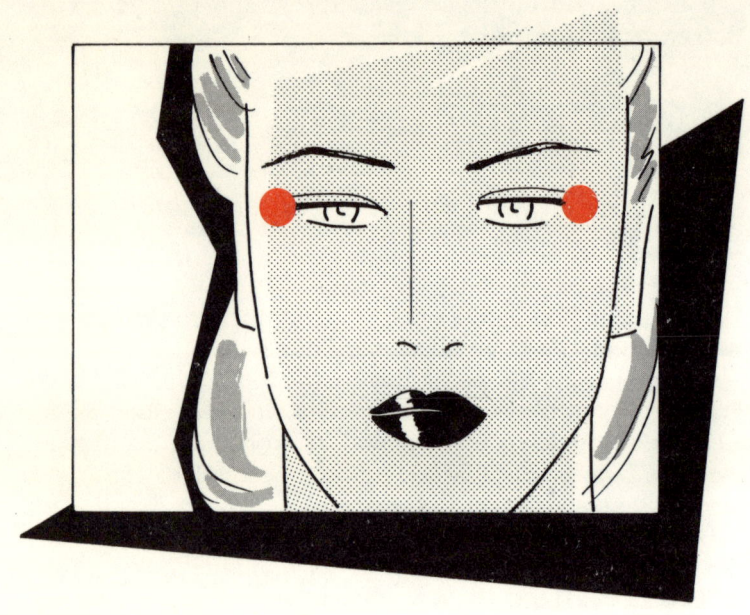

Grippe

Die beiden wichtigsten Punkte liegen *an den äuße-*
ren Augenrändern.

brochen, kann das Virus nicht mit einem Medikament gezielt bekämpft werden. Dann sind Bettruhe, eine gute Pflege, Milderung des Hustenreizes sowie die ständige Überwachung der Herz- und Kreislauffunktionen wichtig – Vitamin C in Form von Zitronensaft kann dabei nützlich sein.

Sind Sie an einer Grippe erkrankt, sollten Sie selbstverständlich einen Arzt aufsuchen – und gleichzeitig können Sie Ihre Beschwerden durch die Akupressur lindern ...

Die beiden wichtigsten Punkte liegen *an den äußeren Augenrändern*. Diese sollten Sie mit den Zeigefingern sanft kreisförmig massieren – etwa zwei Minuten lang. So werden Entzündungen und Blutüberfüllunen der Schleimhäute gedämpft. Wiederholen Sie diese Akupressur mehrmals am Tag.

Einen anderen Punkt, den Sie bereits bei den ersten Anzeichen akupressieren sollten, finden Sie *im Nacken am unteren Rand des siebten Halswirbels*. Das ist jener Wirbel, der bei einer leichten Bewegung des Kopfes nach vorne sich am deutlichsten abzeichnet. Massieren Sie diesen Punkt nur kurz, höchstens fünfzehn Sekunden lang, dafür aber sehr kräftig nach oben. Führen Sie diese Akupressur ebenfalls mehrmals am Tag durch.

Auch an den Händen können Sie Ihre Grippebeschwerden lindern: Pressen Sie zuerst an der rechten Hand *den Daumen fest gegen den Zeigefinger*. Nun hat sich dort ein *Muskelwulst* gebildet, auf den Sie mit dem Zeigefinger der linken Hand mindestens zwei Minuten lang nur leicht klopfen. Anschließend machen Sie dasselbe an der linken Hand mit dem rechten Zeigefinger, und zwar dreimal täglich.

Die letzten Akupressurpunkte gegen Grippebeschwerden liegen ebenfalls auf den Oberflächen der Hände: auf den Armaußenseiten, in der Mitte der Handgelenke. Wenn Sie die Hände leicht beugen, entstehen dort *kleine Gruben*. In diese müssen Sie mit dem Zeigefinger der anderen Hand kräftig drücken – zuerst an der linken, dann an der rechten Hand. Führen Sie diese Akupressur auch dreimal am Tag durch.

Hämorrhoiden

Halten Sie bei der Behandlung auch Ihren Kopf hin!

Am Afterschließmuskel liegen innen und außen, dicht unter der Schleimhaut, jene Venen, die das Blut von dieser Region in das Innere des Körpers zurückführen. Wird nun dieser Blut-abfluß gebremst, weil zum Beispiel eine Verstopfung besteht oder der Antrieb zur Entleerung dieser Venen fehlt, so staut sich in ihnen das Blut. Mit der Zeit geben ihre Wände nach, so daß sich die Venen erweitern und schließlich dicke Wülste und Knoten bilden – es sind Hämorrhoiden entstanden.

Hämorrhoiden können außerordentlich schmerzhaft sein, vor allem dann, wenn sie und ihre nähere Umgebung entzün-det sind –, und sie verursachen starke Beschwerden beim Stuhl-gang. Dazu kommen oft noch lästiges Jucken und nicht selten eine verstärkte Absonderung der Mastdarmschleimhaut. Platzt ein Hämorrhoidenknoten, kommt es zu einer Darmblutung, bei der das Blut hell ist und nicht mit dem Stuhl vermischt wird – und die von den betroffenen Menschen als Erleichterung empfunden wird. Erfolgen dagegen nur winzige Blutaustritte aus den kleinen Einrissen der Hämorrhoidenwände, so macht das vielleicht zwar nur ein paar Tropfen aus, doch wenn dies täglich geschieht, so kann dies mit der Zeit eine Blutarmut her-vorrufen, weil durch die kleinen Blutverluste das Knochenmark nicht zur notwendigen Neubildung von Blut angeregt wird.

Heute leidet fast jeder Mensch über Dreißig unter diesen Beschwerden, aber es gibt auch zahlreiche jüngere, die Hämorrhoiden haben. Schuld daran ist in den meisten Fällen unsere ungesunde Lebensweise.

Wir sitzen zuviel, sind übergewichtig, innerlich und äußer-lich angespannt, aggressiv und haben keine Gelegenheit, diese Aggressionen körperlich abzubauen. Dazu essen wir viel zu fett, zu süß, zu ballaststoffarm – und trinken zuviel Alkohol. So kommt es zum gestörten Stoffwechsel und schließlich zur chronischen Verstopfung, die in besonderem Maße den Hämorrhoiden Vorschub leistet.

Lediglich in den seltensten Fällen wird der Arzt operieren oder veröden, das heißt durch Injektionen stillegen. Lindernde Salben und Zäpfchen genügen auch nicht, die Krankheit zu

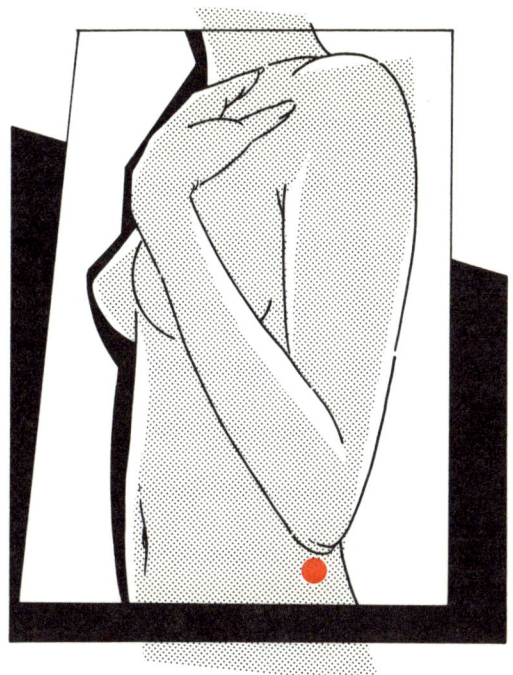

Hämorrhoiden

Stellen Sie sich gerade hin, lassen Sie Ihren linken Arm herunterhängen, und winkeln Sie den Unterarm nach oben an. Direkt *unter Ihrer Ellenbogenspitze* befindet sich *am Körper* der für Sie wichtige Punkt.

überwinden. Eine Besserung wird nur eintreten, wenn Ernährung und Entleerung geregelt sind und der Körper genügend
Bewegung hat. Auch die Akupressur kann zur Besserung beitragen ...

Stellen Sie sich gerade hin, lassen Sie Ihren linken Arm herunterhängen, und winkeln Sie den Unterarm nach oben an.
Direkt *unter Ihrer Ellenbogenspitze* befindet sich *am Körper*
ein Punkt, den Sie nun zuerst auf der linken Seite fünf Minuten
lang mit mittelstarkem Druck nach oben massieren. Anschließend behandeln Sie die rechte Körperseite. Eine Akupressur
pro Tag genügt. Zusätzliche Punkte finden Sie *an den Knien*.
Setzen Sie sich auf einen Stuhl, und legen Sie Ihre Hände auf
die Knie, und zwar so, daß Ihre Mittelfinger *die inneren Kniege-*
lenkfalten ertasten. Nun akupressieren Sie die Punkte, indem
Sie diese gleichzeitig wieder mit mittelstarkem Druck und
ebenfalls fünf Minuten lang zum Körper hin massieren. Und
gleich danach behandeln Sie *in der Mitte Ihrer Kniekehlen*
zwei Punkte genauso lange, massieren aber zu den Füßen
hin – auch das einmal täglich.

Ob Sie's glauben oder nicht: Sie können Ihre Hämorrhoiden-
schmerzen auch am Kopf behandeln! Suchen Sie mit Ihrem
Mittelfinger *in der Mitte Ihres Schädels* eine Stelle, die sich
genau auf einer gedachten Linie zwischen den beiden Ohrlö-
chern befindet. Hier massieren Sie drei Minuten lang kräftig
nach vorne – und machen diese Übung dreimal täglich zur Vorbeugung.

Hautjucken

Lassen Sie es gar nicht erst soweit kommen!

Unsere Haut antwortet auf krank machende Einflüsse mit den
verschiedensten Symptomen, am häufigsten mit akuten oder
chronischen Entzündungen. Diese entstehen, wenn die Haut
selbst oder ihre chemischen Schutzmäntel nicht mehr in der
Lage sind, störende Reize abzuwenden, oder wenn sie gegenüber bestimmten Stoffen allergisch ist. Entzündungen der Haut
machen über 50 Prozent aller Hautkrankheiten aus!

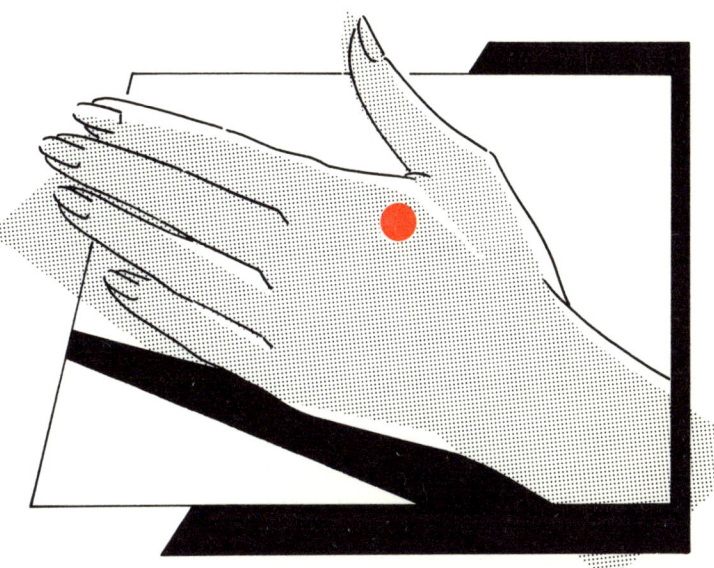

Hautjucken

Die wichtigsten Behandlungspunkte liegen an den Händen. Legen Sie den Daumen Ihrer rechten Hand auf eine Stelle, die sich *zwei Fingerbreit unterhalb des Zeigefingerhauptgelenks* befindet.

Besonders Hausfrauen werden immer wieder von stark jukkenden Hautentzündungen betroffen. Schuld daran ist nicht selten die Arbeit mit Wasch- und Putzmitteln. Aber auch allergische Hauterkrankungen sind überaus lästig – so können Arzneimittel, Kosmetika, Erdbeeren, Tomaten, Nüsse, Krabben, Krebse, Fische, Eier und bestimmte Weinsorten eine der häufigsten allergischen Hautreaktionen – die Nesselsucht – auslösen. Diese zeigt sich sehr plötzlich mit zahlreichen, stark juckenden winzigen bis handgroßen Quaddeln, die sich sehr schnell über große Hautbezirke ausbreiten – und schon nach wenigen Stunden spurlos verschwinden können.

Dann sind da noch jene Kinderkrankheiten, die Hautveränderungen mit sich bringen: Masern, Windpocken, Röteln und Scharlach. Bei diesen Krankheiten wird die Haut fleckig oder ist überall mit Bläschen übersät – und sie juckt schrecklich!

Was können Sie nun selbst gegen eine entzündete Haut tun? Gar nichts! Denn die Ekzeme müssen auf jeden Fall vom Arzt behandelt werden! Aber Sie können sich von dem lästigen Juckreiz, der durch die Nervenenden der Haut ausgelöst wird, befreien, wenn Sie sich selbst akupressieren ...

Die wichtigsten Behandlungspunkte liegen an den Händen. Legen Sie den Daumen Ihrer rechten Hand auf eine Stelle, die sich *zwei Fingerbreit unterhalb des Zeigefingerhauptgelenks* befindet. Dann rücken Sie *einen halben Querfinger in Richtung Daumen* und massieren diese Stelle kreisförmig, und zwar sehr energisch. Das geht am besten, wenn Sie mit dem rechten Zeigefinger an der Handinnenfläche gegendrücken. Machen Sie diese Akupressur fünf Minuten lang, und behandeln Sie anschließend so Ihre rechte Hand – immer dann, wenn die Haut juckt.

Zwei weitere Punkte gegen Hautjucken finden Sie an den Ellenbogen: Bei stark gebogenem Arm bildet sich *an der Außenseite des Ellenbogens eine Falte*. Drücken Sie nun zuerst mit dem rechten Zeige- oder Mittelfinger auf das äußere Ende dieser Falte, und massieren Sie die Haut in Richtung Oberarm – mindestens drei Minuten lang. Anschließend machen Sie dieselbe Behandlung am rechten Ellenbogen.

Hat sich bei den vorgenannten Akupressuren nicht der gewünschte Erfolg eingestellt, sollten Sie sich an den Füßen behandeln. Setzen Sie sich auf einen Stuhl, und ertasten Sie am linken Fuß eine Region, die sich *drei Fingerbreit genau über der Mitte des Innenknöchels* befindet. Diesen Punkt akupressieren Sie nun drei Minuten lang in Richtung Knie, um danach sofort eine Handbreit höher und einen Fingerbreit nach vorne zu rücken. Auch diesen Punkt massieren Sie drei Minuten – und behandeln anschließend genauso Ihren rechten Unterschenkel.

Zum Schluß noch ein Punkt, den Sie mindestens fünfmal täglich akupressieren sollten, auch wenn die Haut gerade nicht juckt: Legen Sie Ihre Hand *über die Schulter zwischen beide Schulterblätter.* Dort, wo Ihr Mittelfinger liegt, müssen Sie nun drei Minuten lang recht kräftig massieren. Diese Akupressur dient zur Vorbeugung.

Hautpflege
Ersetzen Sie Ihre Kosmetika durch sanften Druck!

Die Haut ist nicht nur der Schutzmantel gegen Regen und Sonne, sondern gleichzeitig eines der wichtigsten Organe unseres Körpers, das durch einen empfindlichen Fett- und Säuremantel geschützt wird. Wird er geschädigt, kommt es zu Störungen in ihren Regulations-, Speicher- und Stoffwechselaufgaben.

So kann es passieren, daß durch zu häufiges Waschen mit starken Mitteln die Talgbildung angeregt wird. Dann glänzt das Gesicht ölig, Mitesser und Pickel können sich bilden, und auch die Haare sind schon wenige Stunden nach dem Waschen wieder fettig. Ekzeme, schuppende Herde an Kopf und Augenbrauen, aber auch auf Brust und Rücken sind oft die Folge einer vermehrten Talgproduktion.

Nicht weniger unangenehm sind auch jene Austrocknungsekzeme, die durch eine verminderte Talgproduktion verursacht werden. Diese Krankheit kann erblich bedingt sein, entsteht aber auch häufig durch zu starke Reinigungspräparate, etwa durch Putzmittel und Chemikalien. Alkohol in der Kosmetik ist für die trockene Haut ebenfalls nicht zu empfehlen: Zwar hat er eine desinfizierende Wirkung, entzieht jedoch gleichzeitig der Haut zuviel Fett.

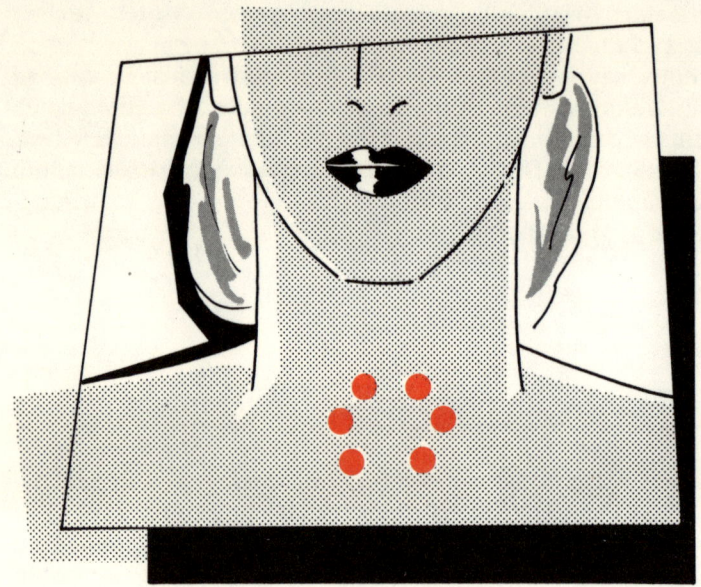

Hautpflege

Zuerst müssen Sie eine Region behandeln, die sich
an Ihrer Schilddrüse befindet. Drücken Sie mit
Ihrem Daumen *sehr sanft um Ihre Schilddrüse*, und
zwar von oben nach unten.

Wichtig ist also, daß man bei der Körperpflege den jeweiligen Hauttyp berücksichtigt – trocken oder fettig. Seifen oder synthetische Waschmittel entfetten die Haut, und es gibt auch Produkte, speziell für die trockene Haut, die mit rückfettenden Substanzen versetzt sind. Der Vorteil der synthetischen Waschmittel liegt darin, daß sie – im Gegensatz zur alkalisch reagierenden Seife – den Säureschutzmantel nicht schädigen. Und was die Pflege und Kosmetik angeht, da sind sich die Hautärzte einig: Serien ohne Parfümzusatz, bei denen auch alle Inhaltsstoffe genannt sind, richten weniger Schaden an. Besonders bedenklich finden die Hautärzte aber jene selbstgemachten Biokosmetik-Produkte, weil diese häufig Substanzen enthalten, die Allergien hervorrufen können. Zu diesen Stoffen gehören unter anderem Schweineschmalz, Murmeltierfett, Ziegenbutter, aber auch Kräuter und Pflanzen. Ein weiteres Problem bei der selbst hergestellten Kosmetik sind die bakteriellen Verunreinigungen, die sich kaum vermeiden lassen.

Was können Sie nun tun, wenn Sie Ihre Haut schön, gepflegt und jugendlich erhalten wollen? Sie werden es vielleicht nicht glauben, aber Sie können dies mit der Akupressur erreichen . . .

Zuerst müssen Sie eine Region behandeln, die sich an Ihrer Schilddrüse befindet. Drücken Sie mit Ihrem Daumen *sehr sanft um Ihre Schilddrüse*, und zwar von oben nach unten, und lassen Sie bei jedem Druck den Daumen etwa fünf Sekunden lang auf der Haut liegen: fünfmal zuerst auf der linken Seite von oben nach unten. Anschließend das gleiche auf der rechten Seite – aber bitte: sehr sanft!

Sofort nach der Schilddrüse kommen *Ihre Augenbrauen* dran, wobei Sie unbedingt darauf achten müssen, daß Ihre Augenlider nicht berührt werden! Drücken Sie die Haut *gegen die darunterliegenden Knochen*, und schieben Sie sie unter mittelstarkem Druck nach oben – fünfmal hintereinander auf beiden Seiten gleichzeitig. Führen Sie die Schilddrüsen- und Augenbrauen-Akupressur mindestens dreimal täglich durch.

Den letzten Punkt für eine schöne Haut finden Sie *in der Mitte Ihres Nackens* – dort, wo der Haaransatz liegt. Halten Sie Ihren Kopf aufrecht und locker, und drücken Sie dann fünfmal hintereinander recht kräftig auf diese Stelle. Machen Sie diese Übung bitte fünfmal am Tag.

Herzanfall
Manchmal ist es »nur« ein Nervenzusammenbruch

Ärzte, die häufig Notdienst machen, wissen es: Die meisten Herzanfälle haben mit einem drohenden Herzinfarkt nichts zu tun. Was den Betroffenen plagt, ist nämlich kein Herzanfall, obwohl es sich so anfühlt. Vielmehr handelt es sich meistens um eine Form des Nervenzusammenbruchs, der fast immer mit dem Streß eine indirekte Verbindung hat.

Ärger am Arbeitsplatz, Kummer in der Familie, Probleme im Ehebett, spannungsgeladenes Wetter – überall lauert Streß. Und der belastet vor allem das vegetative Nervensystem, das mit allen Hormondrüsen eng zusammenarbeitet. Erledigt aber das vegetative Nervensystem seine Arbeit unzureichend, funktionieren auch die Hormondrüsen schlecht. In diesem Fall fängt die oberste Hormondrüse im Kopf an, verrückt zu spielen – und der »Herzanfall« ist da.

Was erlebt man dabei? Die Beschwerden sind mannigfaltig: Schwindel, Atemnot, kaltes Schwitzen und das Gefühl einer nahenden Körperkatastrophe sind nur der Anfang. Oft wechseln Kälte- und Hitzegefühl miteinander ab. Das Herz beginnt unregelmäßig zu schlagen, oder es rast. Plötzlich stellen sich Schmerzen in der Herzgegend und im linken Arm oder in der Schulter ein – und die Angst vor dem Herzinfarkt ist da. Und diese Angst macht alles noch viel schlimmer!

Das schlimme an so einem Anfall ist, daß es wirklich ein Herzanfall sein könnte, denn der fühlt sich ja, wie gesagt, ganz ähnlich an. Ein echter Anfall läßt sich zwar durch starke Schmerzen unter dem Brustbein, durch Unwohlsein und extreme Atemnot erkennen, aber manchmal zeigt er sich auch täuschend harmlos! Auf jeden Fall muß beim Verdacht eines Herzanfalls der Arzt gerufen werden!

Was aber, wenn der Notarzt nicht sofort kommen kann? Oberstes Gebot: Lassen Sie keine Katastrophenstimmung aufkommen! Überbrücken Sie die Zeit bis zu seinem Eintreffen mit der Akupressur . . .

Am besten ist hier die Behandlung durch einen Partner, weil der Erkrankte zu aufgeregt ist. Gehen Sie folgendermaßen vor: Der Patient liegt auf dem Rücken. Nun suchen Sie einen Punkt,

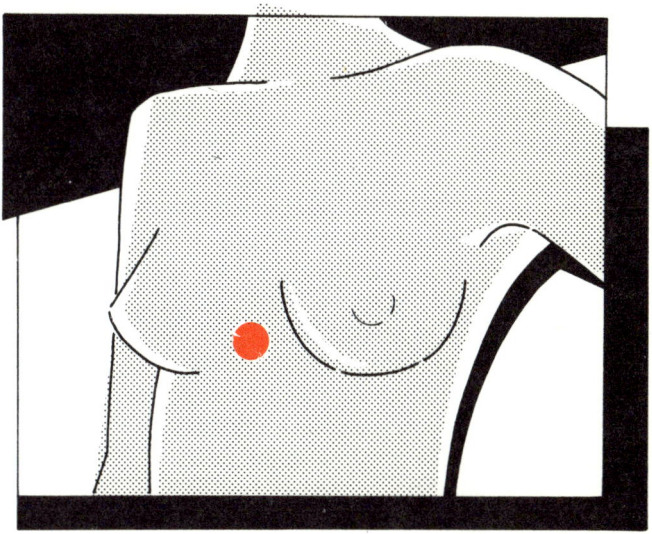

Herzanfall

Der Patient liegt auf dem Rücken. Nun suchen Sie einen Punkt, der sich *zwei Fingerbreit unterhalb des Brustbeinfortsatzes* befindet.

der sich *zwei Fingerbreit unterhalb des Brustbeinfortsatzes* befindet, und massieren diesen mit Zeige- oder Mittelfinger nach oben. Aber nicht zu kräftig aufdrücken! Mindestens drei Minuten lang! Anschließend legen Sie den Patienten auf den Bauch und suchen zwei Punkte, die sich *neben der Wirbelsäule, etwa zwei Fingerbreit von den Schulterblättern entfernt,* befinden. Diese Punkte massieren Sie nach unten, ebenfalls nicht zu stark.

Und was ist, wenn Sie keinen Helfer haben, Sie also allein auf den Arzt warten müssen? Hier hilft die Selbstakupressur...

Zuerst: Versuchen Sie, sich zu entspannen! Dann legen Sie den rechten Daumen auf die Innenseite Ihres linken Unterarms, *zwei Fingerbreit unter dem Handgelenk,* auf eine gedachte Verlängerungslinie des kleinen Fingers. Während Ihre vier Finger auf der Außenseite des Armes ruhen, massieren Sie nun diesen Akupressurpunkt mit dem Daumen zum kleinen Finger hin – zwei Minuten lang und nicht zu kräftig. Danach machen Sie das gleiche mit dem linken Daumen an der rechten Hand.

Sie können auch Ihre kleinen Finger akupressieren: Drücken Sie zuerst mit dem rechten Zeigefinger *auf den Nagelfalz des linken kleinen Fingers* – und zwar an der Seite zum Ringfinger, wo der Nagel herauswächst. Diesen Punkt sollten Sie zwei Minuten sehr kräftig nach außen massieren; anschließend kommt der rechte kleine Finger dran.

Herzrhythmusstörungen
Unterstützen Sie die ärztliche Behandlung!

Das Herz wird durch die unterschiedlichsten Regulationskreise beeinflußt. Bei psychischer Erregung (Angst, Schreck, Freude, Spannung) kann die Herzaktion beschleunigt werden, wodurch die Pulsfrequenz erhöht wird. Das bedeutet aber nicht, daß damit gleichzeitig eine bessere Blutversorgung im Körper stattfindet. Bei sehr raschem Herzschlag kann jene Blutmenge, die mit jeder Herzaktion befördert wird, verringert sein. Statt der siebzig Milliliter bei jedem Herzschlag wird weniger Blut ausgestoßen, so daß trotz rascherer Pulsschlagfolge und

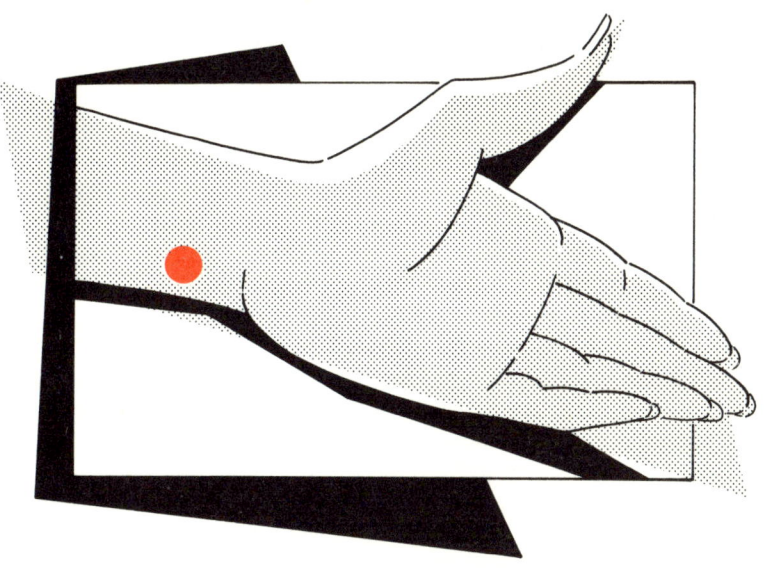

Herzrhythmusstörungen

Legen Sie Ihren rechten Daumen auf einen Punkt, der sich *am linken Unterarm* befindet, und zwar auf einer gedachten Linie unterhalb Ihres kleinen Fingers – *zwei Fingerbreit unterhalb des Handgelenks*.

vermehrter Herzarbeit der Effekt in der Blutversorgung kaum erhöht ist. Wenn also bei sehr leichter Erregung das Herz regelmäßig zu jagen beginnt (»Mir schlägt das Herz bis zum Hals«) und der Pulsschlag hörbar wird, so handelt es sich hier um eine Anomalie der Herzfunktion.

Das gilt auch für die Herzrhythmusstörungen, bei denen Bildung und Ausbreitung der Erregungen im Reizleitungssystem des Herzens von der Norm abweichen. Zum Beispiel wird die Schlagfolge des Herzens bei Durchblutungsstörungen der Herzkranzgefäße langsamer, wohingegen sie sich bei Herzmuskelentzündungen, einer Überfunktion der Schilddrüse, bei Fieber und Erregungen beschleunigt. Dabei kann die Schlagfolge unregelmäßig oder über einen Extraschlag »ins Stolpern« gebracht werden.

Gefahr besteht auch, wenn die Reizleitung zwischen den Vorhöfen und Kammern unterbrochen ist, weil dann beide nicht mehr im selben Rhythmus arbeiten. Dann kann die Pulszahl auf den bedrohlichen Wert von vierzig Schlägen je Minute absinken, wodurch die Arbeit des Herzens blockiert wird. Herzrhythmusstörungen weisen fast immer auf organische Erkrankungen des Herzens oder Störungen in den zugehörigen Bereichen des vegetativen Nervensystems hin. Sie reichen vom gelegentlichen harmlosen Stolpern und hohen Pulszahlen bis zu lebensbedrohenden Flatter- und Flimmerbewegungen sowie Anfällen mit Herzjagen, die einer sofortigen Ruhestellung des Kranken und schneller ärztlicher Hilfe benötigen.

Neigen Sie auch zu Herzrhythmusstörungen, so müssen Sie diese unbedingt vom Arzt behandeln lassen. Zusätzlich können Sie Ihre Beschwerden durch die Akupressur lindern ...

Legen Sie Ihren rechten Daumen auf einen Punkt, der sich *am linken Unterarm* befindet, und zwar auf einer gedachten Linie unterhalb Ihres kleinen Fingers – *zwei Fingerbreit unterhalb des Handgelenks*. Nun massieren Sie diesen Punkt – die Finger befinden sich auf der oberen Seite des Armes – recht kräftig fünf Minuten lang in Richtung Finger. Anschließend behandeln Sie so Ihren rechten Arm – ebenfalls fünf Minuten lang. Beide Arme sollten täglich dreimal so behandelt werden.

Ein weiterer Akupressurpunkt gegen Herzrhythmusstörungen liegt *auf der Brustmitte – bei Frauen am Ende des Brust-*

beinfortsatzes, bei Männern in der Höhe der Brustwarzen.
Diesen Punkt massieren Sie ebenfalls fünf Minuten lang mit
sanftem Druck nach oben. Auch diese Behandlung sollten Sie
täglich dreimal durchführen.

Zusätzlich zu den vorgenannten Punkten empfiehlt sich
noch die Akupressur zweier Stellen, die sich an Ihren Unterschenkeln befinden: Setzen Sie sich auf einen Stuhl, und legen
Sie Ihre Hände *auf die Kniescheiben.* Dort, wo sich jetzt *Ihr
Ringfinger* befindet, sind jene Punkte, die Sie mindestens drei
Minuten lang in Richtung Füße massieren. Aber drücken Sie
dabei nicht zu kräftig auf – und machen Sie diese Übung
ebenfalls täglich dreimal.

Heuschnupfen
Beugen Sie rechtzeitig vor!

Für die Entstehung des Heuschnupfens werden die Pollen der
Blüten, Gräser, Bäume und des Getreides verantwortlich
gemacht. Einige Menschen leiden so sehr unter Heuschnupfen,
daß sie zur Zeit der Grasblüte, also von Mai bis Ende Juli, eine
Entzündung der Nasenschleimhaut, Schwellungen und Juckreiz an den Augenlidern und schließlich asthmatische Anfälle
bekommen. Der Schnupfen zieht sich Wochen und länger hin
und kann wegen seiner starken Beschwerden – wie Kopfschmerzen, Fieber und Hustenreiz – sehr lästig sein.

Für Menschen mit Heuschnupfen gibt es mehrere Behand-
lungsmöglichkeiten: Man versucht, den Kontakt mit dem Blü-
tenstaub zu meiden, indem man die gefährlichen Monate in
einer Gegend verbringt, wo es wenige oder gar keine Blüten
gibt – zum Beispiel auf einer Nordseeinsel. Wer aber berufstätig
ist und nicht über die erforderliche Zeit sowie das nötige Klein-
geld für einen Inselurlaub verfügt, kann sich von seinem Arzt
mit Tabletten oder Kortisonspritzen behandeln lassen. Viele
Menschen schrecken jedoch vor Medikamenten oder Injektionen zurück. Müssen Sie daher die Qualen des Heuschnupfens
ertragen, bis er von selbst verschwindet? Das muß nicht sein –
die Akupressur kann ihn erheblich lindern ...

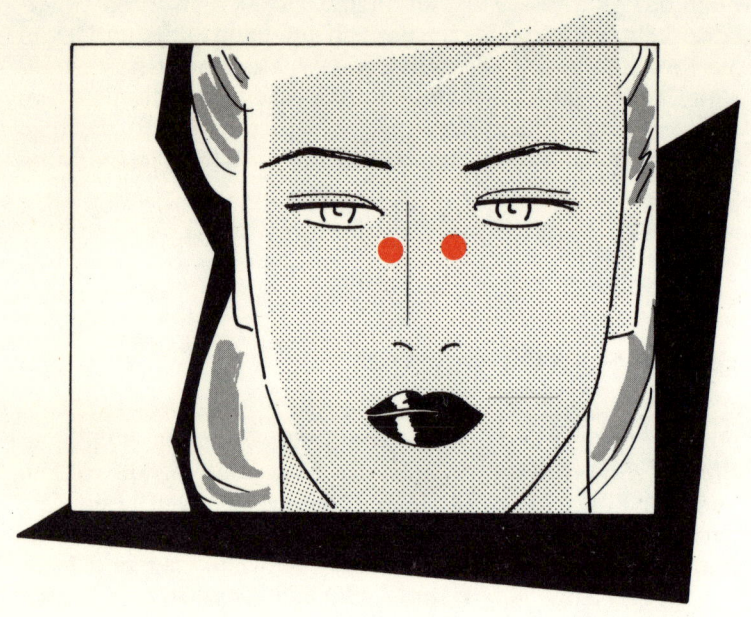

Heuschnupfen

Die wichtigsten Punkte finden Sie *auf der Nase* –
etwa dort, wo bei Brillenträgern das Stützgestell
ihrer Sehhilfe aufliegt.

Die wichtigsten Punkte finden Sie *auf der Nase* – genau dort, wo bei Brillenträgern das Stützgestell ihrer Sehhilfe aufliegt. Legen Sie beide Zeigefinger gleichzeitig auf diese Punkte, und massieren diese mit energischem Druck (es darf ruhig ein bißchen weh tun) in Richtung Stirn – eine Minute lang genügt.

Mit der vorgenannten Akupressur ist es jedoch allein nicht getan. Nachdem Sie Ihre Nase behandelt haben, rücken Sie sofort herunter und legen Ihre Finger *genau unter die Nasenlöcher.* Diese Regionen werden jetzt recht sanft behandelt, indem Sie vorsichtig darauf klopfen – ebenfalls eine Minute lang. Machen Sie beide vorgenannten Akupressuren mindestens dreimal am Tag.

Ist Ihre Nasenschleimhaut besonders geschwollen, sollten Sie zusätzlich zwei Punkte akupressieren, die sich *links und rechts am Kopf* befinden – dort, wo bei den Männern im allgemeinen die Koteletten anfangen. Auf jeder Gesichtshälfte befindet sich dort *ein etwas hervorspringender Knochen.* Diese Stellen müssen Sie gleichzeitig akupressieren, indem sie die Haut mit den Mittelfingerkuppen kreisförmig massieren – mit sehr festem Druck, aber nur etwa zehn Sekunden lang, jedoch täglich dreimal.

Auch an den Händen können Sie Ihren Heuschnupfen bekämpfen: Legen Sie die rechten Finger in die Innenfläche Ihrer linken Hand und den Daumen auf eine Stelle, die *zwei Fingerbreit unter dem Zeigefingerhauptgelenk* liegt. Nun rücken Sie *einen halben Fingerbreit zum Daumen* hin und massieren diesen Punkt drei Minuten in Richtung Handgelenk. Nach der linken Hand kommt die rechte Hand dran – ebenfalls täglich dreimal.

Weitere Punkte, die Sie bereits behandeln sollten, bevor sich der Heuschnupfen überhaupt eingestellt hat, finden Sie an der Nasenwurzel. Zuerst akupressieren Sie dort einen Punkt, der sich *in der Nasenmitte in Höhe der Augenbrauenenden befindet*, indem Sie die Haut mit starkem Druck nach unten massieren. Das machen Sie über fünf Minuten – das ist zwar eine lange Zeit, aber was ist das schon , wenn Sie vom Heuschnupfen nur wenig oder gar nicht heimgesucht werden? Und wenn Sie diese Akupressur beendet haben, geht es gleich weiter: Legen Sie beide Zeigefinger gleichzeitig *auf die inneren Enden Ihrer Augenbrauen*, und massieren Sie diese Punkte ebenfalls

fünf Minuten lang, aber nicht zu kräftig, nach oben. Beide
letztgenannten Akupressuren führen Sie bitte fünfmal am Tag
zur Vorbeugung durch.

Hormonstörungen
Wie Sie Ihren Hormonhaushalt wieder etwas ordnen ...

Von einigen Medizinern wird unser Hormonsystem mit einem
verschlüsselten Funknetz verglichen: Die Informationen werden zwar durch den »Äther« breit gestreut, aber nur der spezielle
Empfänger vermag die Impulse zu entschlüsseln. So ist es auch
mit den Hormonen: Sie gelangen mit dem Blutstrom in alle
Körperregionen, doch nur an ihrem Bestimmungsorgan bewirken sie ihre kennzeichnenden Reaktionen.

Hormone werden von den endokrinen Drüsen abgegeben,
unter anderem von der Schilddrüse, den Nebenschilddrüsen,
Keimdrüsen und Nebennieren. Es handelt sich dabei um in
kleinsten Mengen produzierte Stoffe, die unseren Körper in
Wachstum, Funktion und Stoffwechsel beeinflussen. Dabei
besteht ein Rückkoppelungsmechanismus: Ist der Hormonspiegel zu hoch, wird die für das betreffende Hormon zustän-
dige Drüse veranlaßt, weniger auszuschütten, während sie bei
zu niedrigem Hormonspiegel stärker arbeiten muß.

Über die eigentliche Wirkungsweise der Hormone ist immer
noch recht wenig bekannt. Man weiß aber, daß ein gestörter
Hormonhaushalt dem Menschen das Leben recht beschwerlich
machen kann.

Fühlen Sie sich oft müde und zerschlagen? Leiden Sie zuweilen unter Kopfschmerzen, die vom Nacken bis nach vorne
über die Augen ziehen, oder klopft Ihr Herz manchmal bis
zum Hals? Wird Ihnen bei jeder schnellen Bewegung schwindelig? Dann ist sicherlich Ihr Hormonspiegel aus dem Gleichgewicht geraten.

Aber Sie können ihn durch Akupressur regulieren: Pressen
Sie zuerst mit Daumen und Zeigefinger der rechten Hand *die
Kuppe des linken Daumens* dreimal hintereinander so fest wie

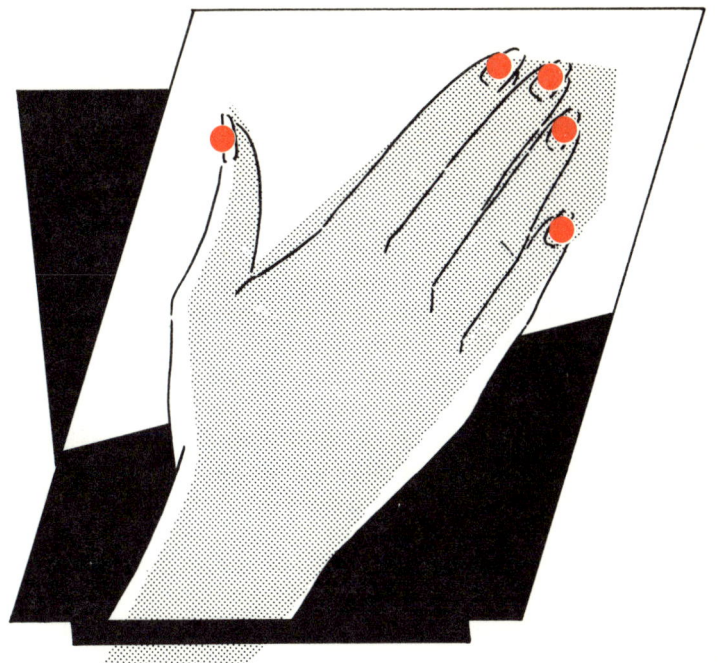

Hormonstörungen

Pressen Sie zuerst mit Daumen und Zeigefinger der rechten Hand *die Kuppe des linken Daumens* dreimal hintereinander so fest wie möglich zusammen, und machen Sie dabei gleichzeitig eine kräftig ziehende Bewegung – anschließend drücken Sie hintereinander *alle Fingerkuppen* der linken Hand. Hinterher machen Sie das gleiche an der rechten Hand.

möglich zusammen, und machen Sie dabei gleichzeitig eine kräftig ziehende Bewegung – anschließend drücken Sie hintereinander *alle Fingerkuppen* der linken Hand. Hinterher machen Sie dasselbe an der rechten Hand. Behandeln Sie Ihre beiden Hände auf diese Weise täglich dreimal.

Weitere Punkte gegen Hormonstörungen befinden sich genau *auf der Kopfmitte*. Klopfen Sie mit vier Fingerkuppen nur sanft über die ganze Schädeldecke – *vom Haaransatz bis zum Anfang des Hinterkopfes*. Das machen Sie dreimal hintereinander, und zwar stets von vorne nach hinten. Diese Punkte sollten Sie nur dann akupressieren, wenn Sie spüren, daß die Hormone durcheinandergeraten sind.

Falls Sie wissen, daß Ihre Hormondrüsen leicht aus dem Gleichgewicht geraten, Sie aber gerade keine Beschwerden haben, sollten Sie trotzdem immer wieder folgende Punkte akupressieren: Drücken Sie mit dem Daumen fünf- bis siebenmal recht fest genau *in die Mitte zwischen den Fußknöcheln und den Achillessehnen* – zuerst am linken Fuß, dann am rechten. Beide Füße sollten Sie täglich dreimal so behandeln.

Auch die beiden letzten Punkte zur Vorbeugung liegen an den Füßen. Sie sind *vier Fingerbreit oberhalb der inneren Fußknöchel* zu finden – genau dort, wo das Schienbein aufhört und die Wade beginnt. Auf diese Punkte müssen Sie – zuerst am linken, dann am rechten Fuß – so lange sehr fest drücken, bis Sie einen Schmerz verspüren. Diese Übung machen Sie ebenfalls dreimal pro Tag.

Leider lassen sich durch die hier geschilderten Behandlungen die Hormonstörungen nicht völlig heilen. Aber die Akupressur kann auf natürlichem Wege die Hormondrüsen wieder ins Gleichgewicht bringen. Und noch etwas: Brechen Sie die Akupressur bei den ersten Erfolgen niemals ab, denn sie wirkt auch vorbeugend gegen einen Rückfall.

Impotenz

Drei Akupressurgriffe für ein erfülltes Sexualleben

Impotenz kommt aus dem Lateinischen und heißt soviel wie Unvermögen. Im heutigen Sprachgebrauch wird mit dem Wort Impotenz fast ausschließlich das Unvermögen des Mannes bezeichnet, den Beischlaf auszuüben. Denn wird das Glied nicht mehr steif oder erschlafft es, ehe es in die Scheide eindringen kann, dann ist der Beischlaf unmöglich.

Dieser Schwächezustand gehört im hohen Alter zu den natürlichen Abbauerscheinungen, aber es gibt heute eine erschreckend hohe Anzahl junger Männer, die im Bett versagen, obwohl sie organisch völlig gesund sind.

Die Impotenz kann gesundheitliche Ursachen haben: Störungen des Hormonhaushaltes, Kreislaufstörungen, Verletzungen am Rückenmark, Erkrankungen der Harnwege oder Zukker. Vergiftungserscheinungen infolge übermäßigen Genusses von Alkohol oder Nikotin oder die Einnahme von zuviel Schlaf- und Beruhigungsmitteln können ebenso dafür verantwortlich sein.

Noch viel häufiger sind die Fälle von Impotenz als Folge von seelischen Störungen. Hier kann die Impotenz durch beruflichen Streß oder nervliche Überreizung verursacht werden.

Am häufigsten entsteht die Impotenz aber aus der Furcht, impotent zu sein. Nach einem »Mißgeschick« fürchtet der Mann, es könne sich wiederholen – und dann ist er so stark mit diesem Gedanken beschäftigt, daß sich der befürchtete Vorfall garantiert wiederholt.

Die andere Form der Impotenz ist der vorzeitige Samenerguß. Zu Beginn und vor dem eigentlichen Beischlaf geht alles wunderbar, aber wenn das Glied in die Scheide eingedrungen ist, geht es beim Mann auch schon los – für beide Partner eine große Enttäuschung.

Weil es sich bei der Impotenz meist um ein psychisches Leiden handelt, führt die offene Aussprache mit einem Psychotherapeuten eher zu einer Heilung als die Einnahme von Hormonpräparaten oder sexuellen Aufputschmitteln. Auch die Einnahme der berühmt-berüchtigten »Spanischen Fliege« bringt keinen Erfolg.

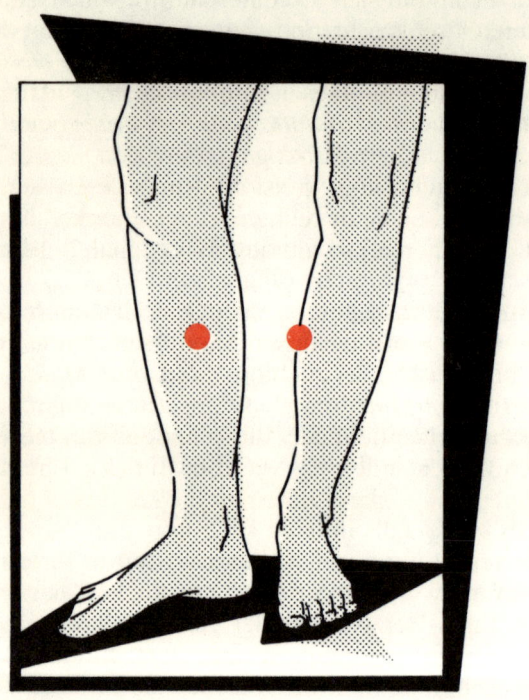

Impotenz

Die beiden wichtigsten Punkte gegen die Erektionsschwäche finden Sie *an den Unterschenkeln*.

Aber es gibt eine viel bessere Möglichkeit, die Impotenz zu bekämpfen – durch die Akupressur!
Die beiden wichtigsten Punkte gegen die Erektionsschwäche finden Sie *an den Unterschenkeln*. Nehmen Sie ein Zentimetermaß, und setzen Sie sich auf einen Stuhl. Nun halten Sie die Unterschenkel senkrecht und messen die genaue *Mitte der Strecke, die von der Oberkante der Kniescheibe bis zur Fußsohle reicht*. Halten Sie diesen Punkt fest, und suchen Sie *die Mitte zwischen Vorder- und Rückseite des Unterschenkels*. Nun haben Sie den richtigen Punkt gefunden, den Sie mit leichtem Druck drei Minuten lang kreisförmig massieren – zuerst am linken, anschließend am rechten Unterschenkel. Behandeln Sie Ihre Unterschenkel so mindestens dreimal, besser fünfmal täglich.

Zwei weitere Punkte finden Sie an Ihren Händen. Legen Sie zuerst die linke Hand flach auf einen Tisch, und suchen Sie mit dem Mittelfinger der rechten Hand *eine Mulde*, die sich etwa *zwei Fingerbreit unterhalb der Lücke zwischen Ring- und kleinem Finger* befindet. Massieren Sie nun diesen Punkt mit festem Druck, indem Sie die Haut hin- und herschieben. Eine Minute genügt, danach kommt die Mulde auf der rechten Hand dran – ebenfalls dreimal am Tag.

Den letzten Punkt lassen Sie am besten von Ihrer Partnerin akupressieren. Während Sie auf dem Rücken liegen, drückt die Dame Ihres Herzens mit der ganzen Handfläche, deren Kante genau *am Schamhaaransatz* liegt, fünfmal auf Ihren Unterleib. Aber bitte nur sanft! Machen Sie diese Übung zweimal am Tag, einmal morgens, einmal am Abend.

Ischiasschmerzen

Gehen Sie – trotz Akupressur – auf jeden Fall zum Arzt!

Als unser längster Nerv – er ist ungefähr einen Meter lang – bietet der Nervus ischiadicus (Ischias- oder Hüftnerv) viele Angriffspunkte für Entzündungen. Mit seinen motorischen Fasern versorgt er neben einigen Hüftmuskeln die Beugemus-

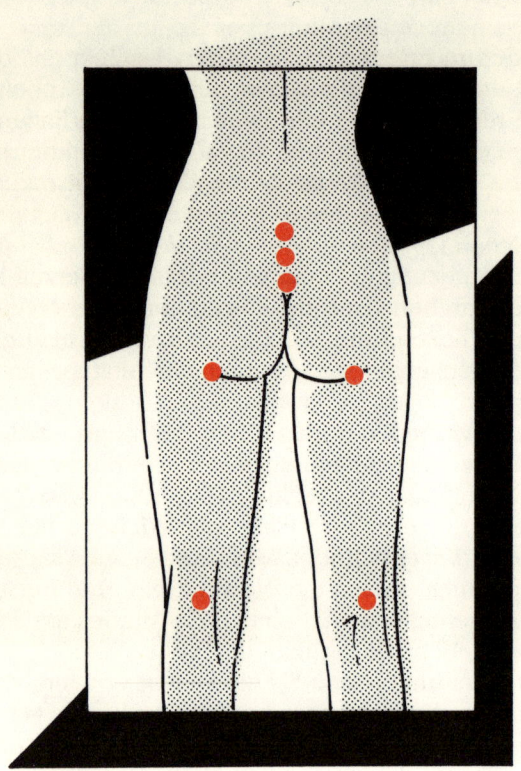

Ischiasschmerzen

Der Nerv ist in seinem ganzen Verlauf empfindlich, besonders an den typischen Druckpunkten *in der Hautfalte direkt unterhalb des Gesäßes sowie in der Mitte der Kniekehlen*. Einige weitere Punkte zur Ischiasbehandlung befinden sich *am äußeren Rand des unteren Endes der Wirbelsäule*.

keln der Ober- sowie Unterschenkel und der Füße. Alle nervlichen Empfindungen werden über ihn ins Rückgrat und von dort ins Gehirn geleitet.

Außer einer zerstörten Bandscheibe gibt es noch weitere Ursachen für (die meist einseitig auftretenden) Entzündungen des Ischiasnervs: Abkühlung, Nässe, Überanstrengung, Herdinfektionen, Durchblutungsstörungen, Alkoholismus. Tritt der Schmerz jedoch auf beiden Seiten auf, kann es sich um Diabetes handeln.

In 90 Prozent der Fälle haben Ischiasschmerzen nichtentzündliche Ursachen, die frühzeitig erkannt und behandelt werden müssen, um schwere Schäden zu vermeiden. Ischiasbeschwerden können aber auch durch eine ungünstige Lage des Kindes während der Schwangerschaft, durch Tumoren im Bereich der Wirbelsäule, des kleinen Beckens und des Mastdarms und im Zusammenhang mit einer Arthrose im Alter entstehen.

Das Ischiasleiden äußert sich meist durch einen plötzlich auftretenden Kreuzschmerz, der bis ins Bein ausstrahlt: Bei jeder Bewegung werden diese Schmerzen verstärkt, ebenfalls beim Niesen oder Husten – und dann kann auch das Empfinden an der Beinaußenseite und am Fußrücken gestört sein, wobei es zu Gangunsicherheiten (Gehen auf den Fußspitzen ist fast unmöglich) kommen kann.

Ischiasschmerzen treten krampfartig oder als Dauerschmerz auf. Der Nerv ist dann in seinem ganzen Verlauf empfindlich, besonders an den typischen Druckpunkten *in der Hautfalte direkt unterhalb des Gesäßes, in der Mitte der Kniekehlen* sowie *zwischen dem äußeren Knöchel und der Ferse*. Diese Punkte wird der Arzt drücken, um sicherzugehen, daß es sich nicht um Rheuma handelt. Ist aber der Ischiasnerv wirklich entzündet, hat der Patient das Gefühl, beim Druck auf diese Punkte mit einem Messer gestochen zu werden – er schreit auf und zuckt zusammen.

Tatsächlich hat der Arzt dabei (meist unwissentlich) Akupressur betrieben. Anschließend wird er seinem Patienten Bettruhe, die unbedingt notwendige Lagerung auf einer flachen Unterlage, lokale Wärmeanwendung mit Hilfe eines Heizkissens oder durch Rotlicht verordnen. Und er wird schmerzstillende Tabletten zur Linderung der Schmerzen verschreiben. Doch

Sie können die Beschwerden auch durch die Akupressur mindern ...

Suchen Sie die oben genannten Regionen *unterhalb des Gesäßes, in der Kniekehle und am Fuß*. Dabei sollten Sie fest drücken, um die richtigen Punkte schnell finden zu können.

Dann aber ist ein kräftiges Pressen nicht mehr nötig; vielmehr sollten Sie nun mit der Fingerkuppe leicht gegen diese Stellen klopfen oder kreisende Bewegungen machen. Meist genügen schon dreißig Sekunden für jeden Punkt, damit die Schmerzen verschwinden. In welcher Reihenfolge Sie akupressieren, ist gleichgültig.

Einige weitere Punkte zur Ischiasbehandlung befinden sich *am äußeren Rand des unteren Endes der Wirbelsäule*. Dabei müssen Sie nach hinten greifen, vier Finger einer Hand auf die Haut legen und kreisende Bewegungen machen. Aber reiben Sie nicht die Haut – sie muß sanft gegen die Knochen gedrückt und dann ein bis zwei Minuten lang hin- und hergeschoben werden.

Eines sei noch bemerkt: Ein entzündeter Ischiasnerv kann durch die Akupressur nicht geheilt werden. Aber die Schmerzen lassen nach!

Keuchhusten
Wie Sie Ihrem Kind helfen ...

Am Anfang sieht es nur wie eine ganz normale Erkältung aus. Das Kind hustet, aber das ist ja eine meist bekannte und alltägliche Erscheinung. Aber dann, etwa nach acht bis vierzehn Tagen, kommt es zum ersten, noch leichten Anfall: Das Kind atmet während des Hustens tief ein, und weil sich dabei die Stimmbänder eng aneinander legen, entsteht ein lautes, langgezogenes Geräusch, von dem das Kind und auch seine Umgebung in Angst versetzt werden: Hört es sich doch so an, als müsse das Kind ersticken! Dieses ungewöhnliche Atmungsgeräusch ist das charakteristische Zeichen für den Keuchhusten. Bald treten derartige Anfälle von starkem Husten und Stickhusten in den nächsten Tagen immer häufiger auf, und wenn der

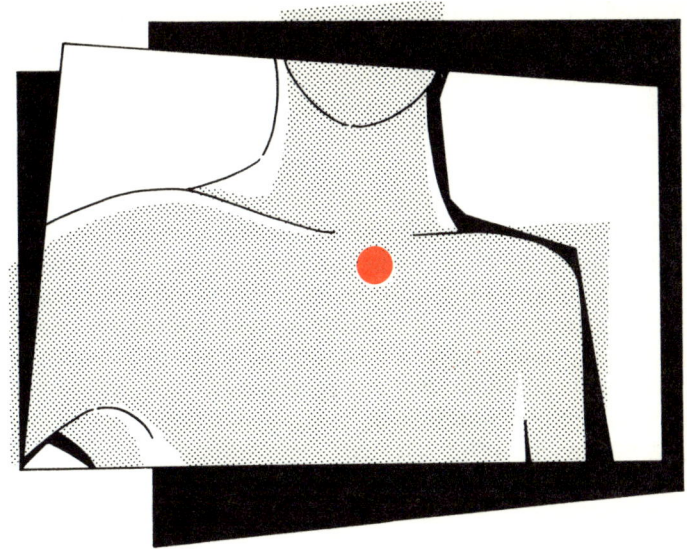

Keuchhusten

Hat das Kind wieder einmal einen Anfall, dann drücken Sie mit einem Finger auf einen Punkt auf der Brust – genau dort, *wo die obersten Rippen am Brustbein* beginnen.

Höhepunkt der Krankheit erreicht ist, wird das Kind während des Tages, oft noch mehr während der Nacht, von zahlreichen solcher Anfälle geplagt. Ja, es kann sogar zum Erbrechen kommen. Wird ein Keuchhusten nicht behandelt, muß der Patient vier, manchmal auch sechs Wochen unter diesen Anfällen leiden, bis die Zahl der Anfälle und auch deren Heftigkeit langsam schwächer werden und endlich die Genesung eintritt.

Keuchhusten kommt bei Kindern zwischen dem ersten und dritten Lebensjahr am meisten vor, obwohl man ihn in jedem Alter bekommen kann. Es handelt sich um eine sehr ansteckende Krankheit, deren Erreger durch Tröpfcheninfektion (Niesen, Husten, Anhauchen) übertragen werden.

Auch wenn sich während des Höhepunktes der Krankheit ein Anfall überaus besorgniserregend anhört und das Gesicht des Kindes bei einem heftigen Anfall aufgrund einer Luftstauung in der Lunge blau verfärbt, wird es nicht zu einem Ersticken kommen: Denn durch die Anfälle wird das Kind mit der Zeit zunehmend erschöpft, und so lassen auch die Kräfte nach, die den Krampf der Stimmritze aufrechterhielten – damit wird die Einatmung von genügend Luft doch noch ermöglicht. Auf jeden Fall gehört das Kind in ärztliche Behandlung – die durch die Akupressur unterstützt werden kann ...

Hat das Kind wieder einmal einen Anfall, dann drücken Sie mit einem Finger auf einen Punkt auf der Brust – genau dort, *wo die obersten Rippen am Brustbein* beginnen. Akupressieren Sie aber nicht zu kräftig – ein mittelstarker Druck genügt völlig. Nach einer Minute sollte der Anfall vorüber sein. Hält er jedoch an, müssen Sie die Akupressur entsprechend verlängern. Führen Sie diese Behandlung auch zur Vorbeugung durch – am besten täglich dreimal.

An den Ellenbogen lassen sich Keuchhustenanfälle ebenfalls lindern: Umfassen Sie *den leicht angewinkelten Ellenbogen*, und legen Sie den Daumen *in die Mitte* der Falte. Nun drücken Sie kräftig zu und massieren dabei die Haut im Kreis. Nach einer Minute machen Sie dasselbe am anderen Arm, um dann wieder den ersten zu akupressieren – jeden Arm bitte dreimal. Ob Sie links oder rechts beginnen, ist gleichgültig, aber Sie dürfen nicht abrupt aufhören, sowie der Anfall vorüber ist – diese Akupressur dient auch der Vorbeugung. Daher sollten Sie Ihr Kind dreimal am Tag so behandeln.

Die beiden letzten Akupressurpunkte gegen Keuchhusten befinden sich an den Händen: Nachdem Sie den *Daumen* Ihres Kindes in die Hand genommen haben, pressen Sie Ihren Daumennagel auf *den unteren, dem Zeigefinger zugewandten Rand des Nagelbettes* – eine Minute lang. Anschließend machen Sie dasselbe *am Zeigefinger – auf dem unteren dem Daumen zugewandten Nagelbett,* und zwar beide Hände dreimal hintereinander, ebenfalls täglich dreimal.

Kopfschmerzen

Es geht auch ohne Medikamente …

Kopfschmerzen sind keine Krankheit, sondern ein Symptom eines bestimmten Grundleidens. Sie sind oft – wie der Schmerz überhaupt – ein erstes Warnzeichen, daß im Körper irgend etwas nicht in Ordnung ist. Daher sollte man Kopfschmerzen nicht bagatellisieren und schon gar nicht durch andauernden Tablettenkonsum unterdrücken.

Immer wiederkehrendes Kopfweh kann vielfältige Ursachen haben. Auslösende Faktoren sind unter anderem:

o psychische Belastungen,
o beruflicher Streß,
o Infektionen von Nebenhöhlen, Ohren oder Zähnen,
o Verspannung der Nackenmuskulatur,
o Sehstörungen,
o Verstopfung,
o Überlastung von Galle und Leber durch zu fette Speisen,
o hormonelle Störungen,
o Medikamente,
o Wetterfühligkeit.

Sollten Sie also unter Kopfschmerzen leiden, dürfen Sie diese nicht auf die leichte Schulter nehmen. Vielmehr müssen Sie unbedingt einen Arzt aufsuchen, wenn

o Sie ganz plötzlich heftiges Kopfweh bekommen,

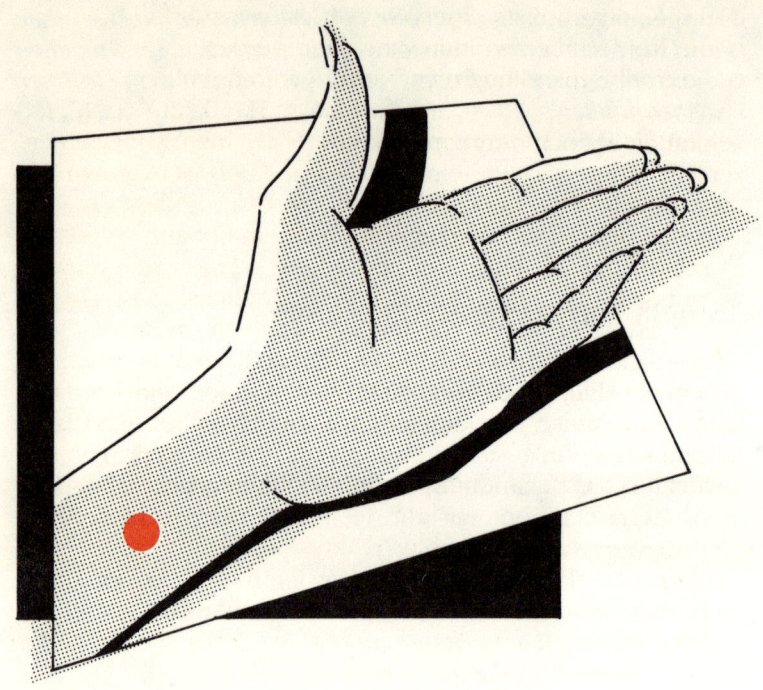

Kopfschmerzen

Sind die Schmerzen so stark, daß Sie glauben, Ihr
Kopf würde zerspringen, bleibt Ihnen der Gang
zum Arzt nicht erspart. Bis es aber soweit ist,
können Sie die Schmerzen lindern, indem Sie die
Akupressurpunkte auf der Innenseite Ihrer Arme
behandeln. Sie befinden sich *drei Fingerbreit oberhalb des Handgelenks.*

o der Schmerz mit Sehstörungen und Benommenheit auftritt,
o die Kopfschmerzen mit hohem Fieber und Erbrechen auftreten,
o das Kopfweh nach einer Kopfverletzung auftritt,
o die Kopfschmerzen immer heftiger werden,
o sie trotz Behandlung nicht verschwinden wollen.

Leiden Sie jedoch nur manchmal unter leichten Kopfschmerzen, haben sozusagen »ein Brett vorm Kopf«, so können Sie
diese Beschwerden mit Hilfe der Akupressur lindern ...
Treten die Kopfschmerzen nur an einem Ort auf, so genügt
es schon, mit der Fingerkuppe *auf die schmerzende Region*
zu pressen – da, wo sie am druckempfindlichsten ist. Genau
dort müssen Sie so fest wie möglich drücken und massieren.
Läßt sich der Schmerz jedoch nicht lokalisieren, können Sie
diesen mit Hilfe der *Ohrläppchen* lindern. Dabei werden diese
gleichzeitig zwischen Daumen und Zeigefinger sehr kräftig (!)
zusammengepreßt – auch wenn es zu Anfang recht weh tut,
sollten Sie die Behandlung keinesfalls abbrechen.
Schmerzt der Kopf nur auf der linken oder rechten Seite,
empfiehlt es sich Akupressurpunkte zu behandeln, die sich
auf dem *Handrücken* befinden. Um ihn auf der linken Hand
zu finden, fahren Sie mit dem rechten Daumen *von der Lücke,
die sich zwischen dem kleinen und dem Ringfinger* der linken
Hand befindet, senkrecht den Handrücken hoch. Dort, wo
allgemein die Armbanduhr getragen wird, rastet der Daumen
plötzlich in *eine Vertiefung* ein. Pressen Sie diesen Punkt sehr
fest – an der linken Hand bei Schmerzen in der linken Kopf-
hälfte, an der rechten Hand bei Schmerzen in der rechten Kopf-
hälfte.
Sind die Schmerzen so stark, daß Sie glauben, Ihr Kopf
würde zerspringen, bleibt Ihnen der Gang zum Arzt nicht
erspart. Bis es aber soweit ist, können Sie die Schmerzen lindern, indem Sie die Akupressurpunkte auf der Innenseite Ihrer
Arme behandeln. Sie befinden sich *drei Fingerbreit oberhalb
des Handgelenks*. Wenn Sie dort pressen und spüren: Hier tut
es plötzlich weh – dann drücken Sie tüchtig weiter, denn Sie
haben die richtige Stelle gefunden. Auch hier gilt: den linken
Arm für linksseitige, den rechten Arm für rechtsseitige Kopfschmerzen behandeln.

Krampfadern
Unterstützen Sie Ihre Venen!

Obwohl Venenklappen den Blutfluß in den Venen günstig beeinflussen, kann es, vor allem bei Fehlbelastungen, zu Stauungen in den Venen der Beine kommen. Dann dehnen sie sich aus, werden breiter, die Venenklappen schließen nicht mehr exakt, es entstehen weitere Stauungen. Dadurch werden die Venenwände noch mehr geweitet und schließlich überdehnt – die Folge sind Krampfadern und knotenförmige Venenauftreibungen. Diese treten zwar sehr häufig an den Waden auf, sind aber auch an anderen Körperregionen zu finden. Zum Beispiel sind Hämorrhoiden Krampfadern, und während der Schwangerschaft können solche Venenerweiterungen sogar an der Bauchhaut auftreten.

Krampfadern sind Stauungen, die sich oftmals als dicke, unschöne Knoten oder wie schlaffe, geschlängelte Schläuche unter der Haut entlangziehen. Sie entstehen meist bei Frauen während der Zeit ihrer Schwangerschaft, bei allen, die viel stehen müssen und nicht für ausreichende Bewegung sorgen, und bei Leuten mit Senkfüßen. Krampfadern sind aber nicht nur ein kosmetisches Problem, denn durch die Venenerweiterung wird der reguläre Blutfluß behindert, wodurch eine Neigung zu Thrombosen und Venenentzündungen entstehen kann. Auch Ernährungsstörungen der Haut, die sogenannten offenen Beine, werden dadurch verursacht. Und erhebliche Beschwerden – wie starke Schmerzen in den Beinen, Anschwellungen in den Füßen, besonders nach Belastungen und am Abend – führen zu jenen Symptomen, unter denen Menschen mit Krampfadern leiden. Zudem können durch die dünne Venenwand, die durch die Dehnung zusätzlich beansprucht wird, verhältnismäßig leicht Risse entstehen, die zu heftigen Blutungen führen.

Haben Sie bereits einige Krampfadern an den Waden, die aber keine Beschwerden verursachen, sollten Sie trotzdem etwas gegen sie unternehmen, weil sie mit der Zeit recht lästig werden. Am besten sind: viel Bewegung, Massagen, eine ballaststoffreiche Ernährung, die für einen geregelten Stuhlgang sorgt, sowie Gummistrümpfe oder Bandagen, die die Venen

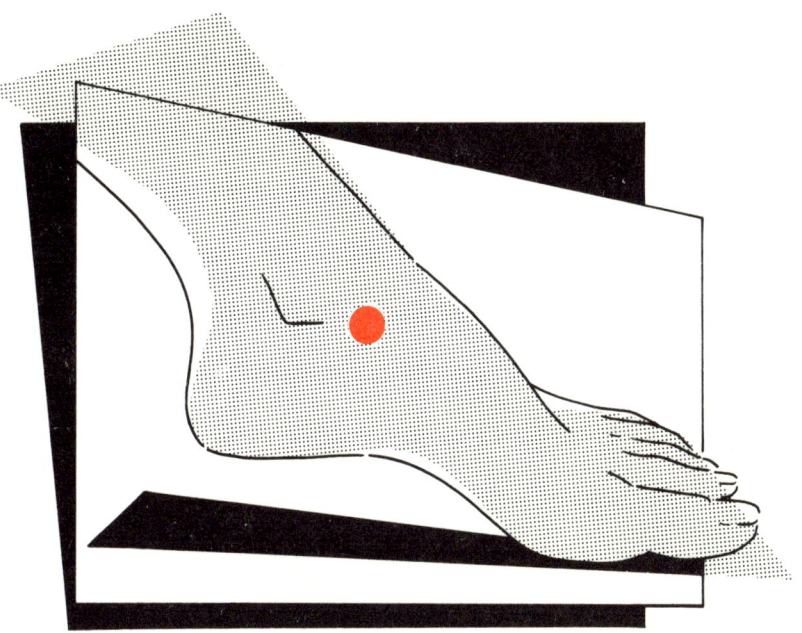

Krampfadern

Nachdem Sie auf einem Stuhl Platz genommen haben, ertasten Sie zuerst am linken Fuß den *Mittelpunkt Ihres Innenknöchels*. Dann rücken Sie *zwei Fingerbreit nach vorne und einen Fingerbreit nach unten*.

zusammendrücken, denn sie sind eine gute Stütze für die schlaffe Venenwand und begünstigen bei straffem Sitz den Blutrücktransport beim Spiel der Wadenmuskulatur. Sehr wichtig ist auch das Wechseln des Standbeins. All diese Bemühungen bringen mit Hilfe der Akupressur noch mehr Erfolg . . .

Nachdem Sie auf einem Stuhl Platz genommen haben, ertasten Sie zuerst am linken Fuß den *Mittelpunkt Ihres Innenknöchels*. Dann rücken Sie *zwei Fingerbreit nach vorne und einen Fingerbreit nach unten* und massieren diesen Punkt drei Minuten lang mit kräftigem Druck nach oben. Anschließend machen Sie das gleiche am rechten Innenknöchel und wiederholen diese Behandlung zweimal am Tag.

Sind Ihre Krampfadern aber schon so weit, daß sie schmerzen, sollten Sie zwei Punkte akupressieren, die sich ebenfalls an den Füßen befinden: Suchen Sie mit beiden Fingern gleichzeitig jene Stellen, die *drei Fingerbreit oberhalb der Falte zwischen dem großen und der zweiten Zehe* liegen. Nun rücken Sie jeweils einen *halben Fingerbreit in Richtung große Zehe* und massieren diese Stellen ebenfalls drei Minuten lang. Auch diese Akupressur sollten Sie mindestens dreimal täglich durchführen.

Zwei weitere Akupressurpunkte gegen Krampfaderschmerzen finden Sie an Ihren Knien: Legen Sie beide Handflächen gerade auf Ihre Kniescheiben – und dort, *wo jetzt Ihr Ringfinger* liegt, müssen Sie nun massieren, wobei Sie die Haut energisch nach oben schieben. Diese Übung sollten Sie mindestens fünf Minuten lang machen – und zweimal am Tag zur Vorbeugung wiederholen.

Kreislaufstörungen
Haben Sie Geduld!

Das Herz ist der Motor des gesamten Blutkreislaufs: Es pumpt das Blut in den Körper – und zwar im großen Kreislauf vom Kopf bis in die Zehenspitzen. Im kleinen Kreislauf versorgt es die Lunge. Aber das Herz arbeitet nicht nur als mechanische Pumpe, sondern es paßt auch seine »Förderleistung« dem je-

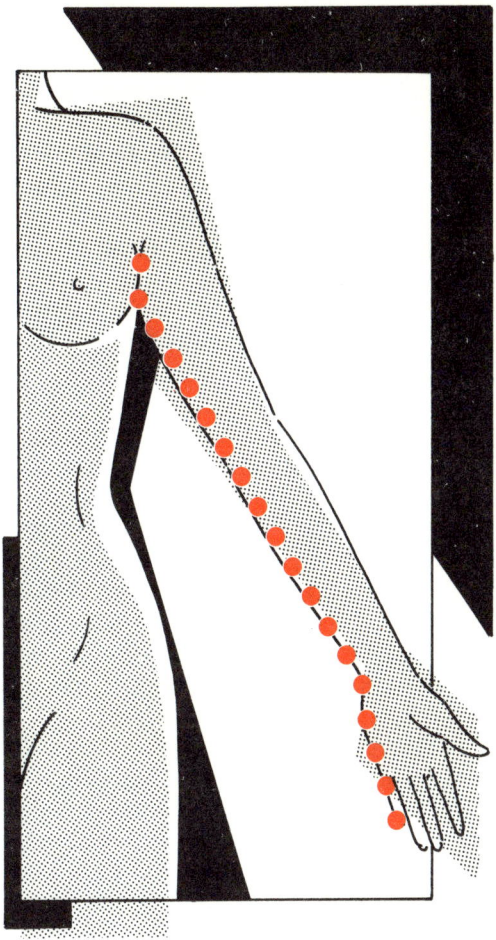

Kreislaufstörungen

Setzen Sie sich, legen Sie Ihre linke Hand mit der Innenfläche nach oben auf das *linke Knie*. Denken Sie sich von der Falte, die sich *in der Achselhöhle* gebildet hat, eine Linie bis zur *Spitze des kleinen Fingers*. Beklopfen Sie diese von oben nach unten.

weiligen Sauerstoffbedarf der einzelnen Organe zweckmäßig an.

Diese vielen großen und kleinen Organe sind mit dem Herzen so eng miteinander zum Kreislauf verbunden, daß schon kleine Abweichungen von der normalen Funktion in den Haargefäßen zu spüren sind und – umgekehrt – Störungen in den Äderchen bis in die Zentrale zurückwirken. So werden zahlreiche Krankheiten der Gefäße und des Herzens gegenseitig verursacht und auch gesteigert.

Bei einer Störung des Kreislaufs sammelt sich meist zuviel Blut im Bauchraum, wo es »gebunkert« wird. Daher kann in den äußeren Gefäßen – besonders im Gehirn – ein lebensgefährlicher Blut- und Sauerstoffmangel entstehen; denn erhält das Gehirn nur vier Minuten lang keinen Sauerstoff, tritt unweigerlich der Tod ein. Ebenso können Kreislaufstörungen Herzinfarkt und Angina pectoris bewirken.

Es gibt auch weniger gefährliche, aber recht unangenehme Kreislaufbeschwerden: Schwindel- und Ohnmachtsanfälle, Hitzeanwandlungen oder ein Kältegefühl, obwohl es angenehm warm ist. Das Herz schlägt dann heftig, darauf wieder ganz langsam, so daß man Angst hat, es könnte jeden Moment stillstehen. Man ist gereizt, nervös und leidet unter Kopfschmerzen.

Bei Kreislaufstörungen ist die Konsultation eines Arztes unbedingt notwendig, jedoch können Sie dessen medikamentöse Behandlung durch die Akupressur unterstützen – und zwar durch die nachfolgend angeführten Methoden ...

Setzen Sie sich auf einen Stuhl, und legen Sie Ihre linke Hand mit der Innenfläche nach oben auf das *linke Knie*. Nun denken Sie sich von der Falte, die sich *in der Achselhöhle* gebildet hat, eine gerade Linie bis zur *Spitze des kleinen Fingers* und beklopfen diese dreimal sanft mit vier Fingerkuppen von oben nach unten. Diese Behandlung dürfen Sie nur einmal am Tag durchführen – zuerst am linken, danach am rechten Arm.

Die Akupressur Ihrer Arme hat jedoch nur Sinn, wenn Sie sich anschließend sofort die nächsten Punkte vornehmen: Pressen Sie an beiden Händen die *Kuppen der Mittelfinger* zwischen Daumen und Ringfinger derselben Hand so fest wie möglich zusammen, wobei Sie ziehende Bewegungen nach vorne machen – so kräftig, als wollten Sie die Kuppen von

Ihren Fingern abtrennen. Diese Übung machen Sie fünfmal hintereinander, aber auch nur einmal täglich.

Wenn Sie zwei Wochen lang die genannten Stellen akupressiert haben, kommen folgende Punkte hinzu: Betasten Sie gleichzeitig *beide Ohrläppchen*, und wenn Sie etwas höher gehen, stoßen Sie auf *knorpelartige Wülste*. Rücken Sie nun mit den Fingern noch etwas nach oben, bis Sie *deutlich spürbare Vertiefungen* erreichen. In diese Dellen müssen Sie mit den Nägeln der Zeigefinger an beiden Ohren gleichzeitig sehr kräftig fünfmal nacheinander hineinpiken und dabei die Haut hin- und herschieben – auch das ebenfalls nur einmal pro Tag.

Ein weiterer Punkt gegen Kreislaufbeschwerden befindet sich am kleinen Finger, und zwar *innen neben dem Nagelbett*. Auf diese kleine Stelle sollten Sie dreimal täglich an beiden Händen gleichzeitig mit den Daumennägeln derselben Hand fünfmal sehr kräftig drücken.

Leberbeschwerden

Damit ist nicht zu spaßen!

Die Leber ist die größte Drüse des menschlichen Körpers, und sie wird immer wieder mit einer chemischen Fabrik verglichen. Aber das ist stark vereinfacht, denn kein noch so großer Industriegigant kann den riesigen Produktionsumfang der Leber auch nur annähernd erreichen. Trotz dieser enormen Leistung wiegt dieses wichtigste Stoffwechselorgan beim erwachsenen Menschen nur rund 1,5 Kilogramm. Die Leber liegt im rechten Oberbauch, unmittelbar unter dem Zwerchfell. Man unterscheidet zwischen dem großen rechten Lappen, der zugleich den rechten Hauptteil der Leber ausmacht, und dem kleineren linken Lappen, der mit dem viereckigen und dem geschwänzten Lappen den linken Hauptteil darstellt.

Eine Hauptaufgabe der Leber ist die Entgiftung. Die gesamte Blutmenge, die sich im Darm mit Nährstoffen vollgesogen hat, wird erst einmal in der Leber gefiltert, bevor sie in den übrigen Organismus gelangen darf. Dabei hat die Leber dem Blut auch einen Großteil von Kohlehydraten entnommen und gespei-

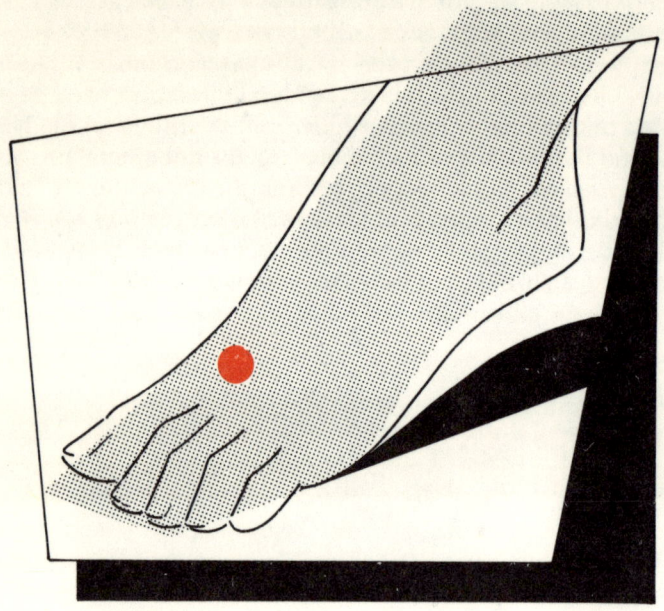

Leberbeschwerden

Zwei wichtige Punkte liegen auf den Füßen: *zwei bis drei Fingerbreit unterhalb der Hautfalten zwischen den großen und zweiten Zehen.*

chert, damit der Körper einen Zuckervorrat hat, von dem er zehren kann. Außerdem wird von der Leber die Gallenflüssigkeit produziert, die in der Gallenblase gespeichert und erst dann vom Darm abgerufen wird, wenn er Fett verdauen muß.

Obwohl die Leber täglich, ja eigentlich nach jeder Mahlzeit oder bei übermäßigem Alkoholgenuß mit schädlichen Substanzen bombardiert wird, ist es bemerkenswert, welche gewaltige Entgiftungs- und Stoffwechselleistung sie ohne Schädigung ihrer Zellen vollbringt. Tatsächlich ist die Leber ein Organ mit sehr großen inneren Reserven, und sie hat eine erstaunliche, oft sogar überschießende Fähigkeit, sich zu regenerieren. Man schätzt, daß ein Siebtel der Lebermasse ausreicht, um die Funktionen dieser Drüse aufrechtzuerhalten. Beim Ausfall von sechs Siebtel des Lebergewebes sei dieses Organ noch in der Lage, sich wieder zu erholen, neue Leberzellen zu bilden und sich zu regenerieren – wobei jedoch eine strenge Diät notwendig ist.

Trotz dieser enormen Abwehr- und Regenerierungskräfte sind Lebererkrankungen gar nicht so selten. Wird dieses Organ nämlich zu lange mit Alkohol und übermäßigem Essen traktiert, dann kann es dazu kommen, daß es plötzlich streikt: Das Organ kann an einer Hepatitis erkranken, es kann aber auch zur Fettleber, ja zur Leberzirrhose kommen. In jedem Fall ist der Arztbesuch natürlich unumgänglich! Selbstverständlich kann die ärztliche Behandlung durch Akupressur unterstützt werden ...

Zwei wichtige Punkte liegen auf den Füßen: *zwei bis drei Fingerbreit unterhalb der Hautfalten zwischen den großen und zweiten Zehen.* Akupressieren Sie diese Stellen gleichzeitig, indem Sie mit kräftigem Druck die Haut von den Zehen weg massieren, dreimal täglich drei Minuten lang.

Weitere Behandlungspunkte befinden sich an den Beinen: auf den Innenseiten der Unterschenkel genau in der Mitte *zwischen Kniegelenk und innerem Fußknöchel.* Auch hier müssen Sie mit kräftigem Fingerdruck akupressieren, indem Sie die Haut immer wieder in Richtung Knie schieben – mindestens zehnmal hintereinander und dreimal am Tag.

Auch am Ohr können Sie die Funktion Ihrer Leber anregen, aber nur rechts, weil die Leber im Körper hauptsächlich rechts liegt. Besonders wenn Ihnen »eine Laus über die Leber gelaufen« ist, sollten Sie einen Zeigefinger *in die rechte Ohrmuschel auf die Region knapp über dem Gehörgang* legen und diesen »Ärgerpunkt« sehr kräftig nach hinten massieren. Diese Akupressur ist auch gut zur Vorbeugung – daher sollten Sie das rechte Ohr zwei- bis dreimal täglich behandeln.

Magengeschwür

Hier ist die Akupressur nur ein Glied
in der Heilungskette …

Geschwürbildungen im Magen sind keineswegs selten, und vor allem Männer in den mittleren Jahren werden von ihnen heimgesucht. Dabei sind hagere Typen häufiger betroffen, was aber nicht heißen soll, daß sich nicht auch mollige Frauen ein Magengeschwür einhandeln können. Recht oft leiden auch Raucher darunter.

Obwohl noch nicht alle Faktoren geklärt sind, die zu einem Magengeschwür führen, steht doch eines fest: Durch eine vermehrte Magensäureproduktion oder eine Störung der Schutzmechanismen der Magenwand kommt es dazu, daß die Magensäuren die Magenwand direkt angreifen, sie gleichsam selbst verdauen und so ein Loch in die Schleimhaut fressen. Es entsteht ein Teufelskreis: Die nun entstehende Entzündung löst durch Reflexmechanismen eine erhöhte Magensäureproduktion aus, wodurch die Geschwürbildung noch weiter begünstigt wird. So kann sich der zunächst winzige Defekt weiter ausdehnen, und immer mehr Magengewebe wird ein Opfer der Selbstverdauung. Schließlich entsteht ein großes Geschwür mit einem Geschwürkrater, der bis an die Muskelwandung des Magens heranreicht.

Magengeschwüre verursachen zumeist erhebliche Schmerzen. Je nach Sitz des Geschwürs kann der Schmerz unmittelbar nach dem Essen oder in den Zeiten zwischen den Mahlzeiten am schlimmsten sein. Jedoch sind der Schmerz nach dem Essen und der Nüchternschmerz am Morgen typisch für dieses Leiden.

Nicht selten besteht eine Verknüpfung zwischen der Häufig-

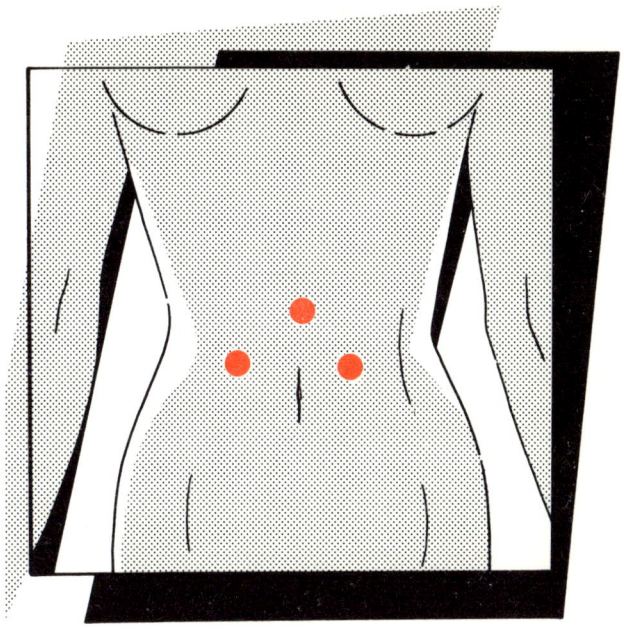

Magengeschwür

Suchen Sie die Punkte, die sich *drei Fingerbreit oberhalb* und *drei Fingerbreit links und rechts neben Ihrem Bauchnabel* befinden, und massieren Sie diese mit mittelstarkem Druck nach unten.

keit von Magengeschwüren und bestimmten Charaktereigenschaften oder Wesenszügen der Betroffenen. Insbesondere
sehr gewissenhafte, ehrgeizige, strebsame, verschlossene,
jeden Ärger in sich »hineinfressende« Menschen neigen zu
Magengeschwüren. Auch übermäßig beanspruchte, gestreßte
Menschen scheinen ein Abonnement auf das Leiden zu bean-
spruchen.

Dieser Zusammenhang ist durch die enge Koppelung der
Magenfunktion mit psychischen und zentralnervösen Faktoren
und die Steuerung durch das vegetative Nervensystem erklär-
bar. Jedoch sind diese Mechanismen nicht so einfach, um zu
behaupten, ein Magengeschwür sei in jedem Fall als Quittung
für eine Überlastung anzusehen.

Wie läßt sich ein Magengeschwür behandeln? In erster Linie
sollte für eine Änderung der hektischen Lebensweise gesorgt
werden. Zudem muß der Betroffene eine strenge Magenschon-
diät einhalten, damit der Magen möglichst wenig belastet wird.
Und diese Diät kann durch Akupressur merklich unterstützt
werden . . .

Suchen Sie die Punkte, die sich *drei Fingerbreit oberhalb*
und *drei Fingerbreit links und rechts neben ihrem Bauchnabel*
befinden, und massieren Sie diese mit mittelstarkem Druck
nach unten – dreimal täglich zwei bis drei Minuten lang.

Ein anderer Punkt befindet sich *in der Mitte Ihres Bauches*
und zwar *zwei Fingerbreit unterhalb des Brustbeinfortsatzes*:
Massieren Sie diese Stelle ebenfalls dreimal täglich zwei bis
drei Minuten lang nach unten.

Aber auch an Ihren Unterschenkeln finden sie Regionen,
mit denen Sie die ärztliche Behandlung Ihres Magengeschwürs
unterstützen können: Setzen Sie sich auf einen Stuhl, und ertasten Sie an beiden Beinen zwei Stellen, die *drei Fingerbreit
unterhalb Ihrer Kniescheibenmittelpunkte* zu finden sind. Nun
rücken Sie jeweils *einen Fingerbreit nach außen* und massieren diese Punkte recht kräftig nach unten – ebenfalls dreimal
täglich drei Minuten lang.

Bei all diesen Akupressurmethoden sollten Sie aber bedenken: Sie können die Bemühungen Ihres Arztes nur unterstützen
und die Beschwerden lindern – ein Magengeschwür heilen
können Sie nicht!

Magenschmerzen
Bei diesen Beschwerden ist Akupressur
besonders empfehlenswert

Bei eine   der Magenschleimhaut (akute Gastritis)
erstreck   merzen, die häufig kurz nach dem Essen
auftrete   en längeren Zeitraum. Die Ursache des
verdorb   sind Diätfehler, Überfüllung, schlecht
gekaute   stark gewürzte Kost, zu heiße oder zu
kalte S   tränke, ferner Genußgifte wie Alkohol
und Nik   ffe am Arbeitsplatz, aber auch psychische
Belastu   rscheinungen bei Infektionskrankheiten,
Folgen   s und vieles andere mehr. Die oftmals
getroffe   g, man habe sich »den Magen verdorben«,
umschr   eine akute Gastritis. Werden Ernährungs-
fehler,   Nikotinmißbrauch zur Regel, wird bei
Übersäu   hin zuviel Kaffee getrunken, dann kann
die Gast   n, ja sogar zum Magengeschwür werden!
Allerdin   stritis bei alten Menschen, die mit einem
schlecht   ebiß nicht mehr richtig kauen können,
deren S   ich zurückgebildet haben und deren Drüsen desl   ehr genügend Verdauungssäfte produzieren, ein   atürliche Erscheinung.

Da be   n Gastritis die entzündlichen Veränderungen in   and zwar Schmerzen verursachen, aber
nicht di   gsfunktion des Magens beeinträchtigen,
sind zun   arken therapeutischen Geschütze notwendig. Der kürzeste Weg zurück ist strenges Fasten mit schluck-
weise eingenommenem Kamillentee. Sobald dann Magen und
Darm leer sind, kann der langsame Aufbau mit Hilfe einer
Magenschonkost beginnen, denn es ist der Grundsatz jeder
Diät, nicht sofort wieder auf Vollkost überzugehen.

Sollten Sie von einer akuten Magenschleimhautentzündung
geplagt werden, so lindern Sie Ihre Schmerzen mit der Akupressur! Sie ist für dieses Krankheitsbild besonders gut geeig-
net ...

Leiden Sie unter einem Dauerschmerz, dann suchen Sie mit
Ihren Zeige- oder Mittelfingern zwei Punkte, die sich *drei Fingerbreit oberhalb und drei Fingerbreit links und rechts des*

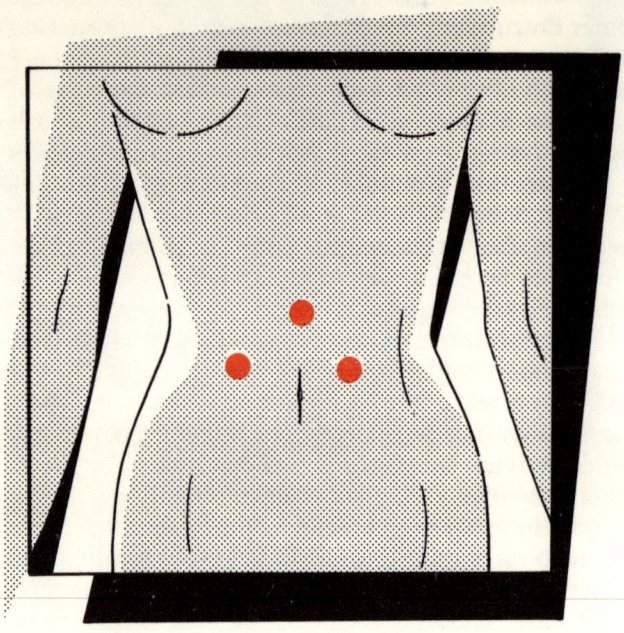

Magenschmerzen

Leiden Sie unter einem Dauerschmerz, dann suchen
Sie mit Ihren Zeige- oder Mittelfingern drei Punkte,
die sich *drei Fingerbreit oberhalb und drei Fingerbreit links und rechts des Nabels* befinden.

Nabels befinden. Diese Stellen massieren Sie mindestens zwei Minuten lang nach unten, wobei Sie den Druck nur dann ausüben, wenn Sie in Richtung Unterbauch akupressieren. Diese Übung sollten Sie dreimal am Tag durchführen.

Treten die Schmerzen dagegen mehr krampf- oder kolikartig auf, dann akupressieren Sie einen Punkt, der sich *in der Mitte des Brustkorbes* befindet – dort, wo das Brustbein endet. Stößt Ihr Finger nicht mehr auf den harten Knochen, sondern auf weiches Fleisch, müssen Sie diese Region mit dem Zeige- und Mittelfinger kräftig drücken, wobei sich der Zeigefinger gerade noch am Knochen des Brustbeins befindet. Spüren Sie dort, wo der Mittelfinger drückt, einen dumpfen Schmerz, dann haben Sie alles richtig gemacht! Drücken Sie nun noch zweimal – und führen Sie diese Akupressur dreimal täglich durch.

Wird eine akute Gastritis von Dünndarmschmerzen begleitet, empfiehlt sich die Akupressur *der Beine*: Setzen Sie sich auf einen Stuhl, und legen Sie beide Hände auf Ihre Kniescheiben. Dort, wo sich jetzt Ihre Ringfinger befinden, sind die Punkte, die Sie nun am besten mit den Mittelfingern gleichzeitig an beiden Beinen nach unten massieren, und zwar drei Minuten lang.

Nach dieser Übung sind Sie jedoch noch nicht fertig, denn jetzt kommen Ihre Füße dran! Drei Fingerbreit *über dem Ende der Hautfalte zwischen der großen und der zweiten Zehe* liegen zwei Stellen, die Sie nun am besten mit Ihren Daumen in Richtung Fußgelenk akupressieren. Behandeln Sie die Punkte unterhalb Ihrer Knie und an den Füßen ebenfalls dreimal pro Tag.

Mandelentzündung
Akupressur – eine vernünftige Alternative!

Wenn es um den Sinn oder Unsinn unserer Mandeln geht, scheiden sich die Geister vieler Ärzte. Die einen behaupten: Mandeln sind Träger versteckter Infektionsherde oder von Eiteransammlungen, so daß sie als unerwünschte Gefahrenquelle operativ entfernt werden müssen! Andere meinen: Die

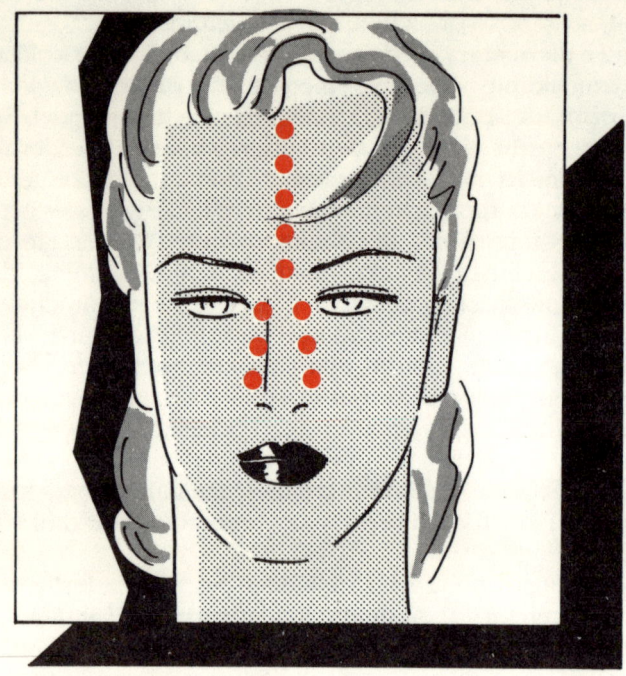

Mandelentzündung

Beklopfen Sie Ihre *Nasenflügel* mit beiden Zeigefingern gleichzeitig mindestens fünfmal leicht von oben nach unten. Danach pochen Sie ebenso sanft genau *in der Mitte Ihrer Stirn* ebenfalls von oben nach unten, wobei Sie am Haaransatz beginnen und bis dorthin akupressieren, wo die Nase anfängt.

Mandeln machen Giftstoffe in unserer Nahrung unschädlich, also müssen sie bleiben, wo sie sind. Und so kommt es, daß viele Menschen keine Mandeln mehr haben, während andere ihre »Tonsillen« noch besitzen.

Bei Kindern erkranken die beiden kirsch- bis pflaumengroßen Mandeln besonders oft – ist doch der Rachen das Durchzugsgebiet für die meisten Erreger. Aber auch Erwachsene sind nicht gegen die Mandelentzündung gefeit. Anfänglich spürt man ein Trockenheitsgefühl, ferner Kratzen und Brennen im Hals mit einem Zwang zum Räuspern und Husten. Das Schlukken ist oft schmerzhaft, der Rachenring mit Gaumenzäpfchen und Mandeln ist geschwollen und gerötet.

Viele Menschen greifen bei einer Mandelentzündung zu scharfen Gurgelmitteln – die aber keinerlei Wirkung haben, weil sie beim Gurgeln die Mandeln nicht bespülen und die angegriffene Schleimhaut nur zusätzlich reizen. Auch heißer Tee oder Umschläge schaden durch die Schleimhautreizung mehr, als sie nützen. Also bleibt nur der Griff zur Tablette, oder? Es gibt eine weitere Alternative: die Akupressur! Mit ihr lassen sich die Beschwerden bei einer Mandelentzündung erheblich lindern ...

Die wichtigsten Körperpunkte befinden sich an den *obersten Spitzen Ihrer Ohren.* Nehmen Sie diese gleichzeitig zwischen Daumen und Zeigefinger, und drücken Sie zehnmal nacheinander kräftig zu. Noch kräftiger! Sicherlich werden die akupressierten Stellen hinterher gehörig brennen – aber das macht nichts, weil Sie die richtigen Punkte behandelt haben!

Das war aber noch nicht alles, denn anschließend kommen sofort Ihre *Nasenflügel* dran. Diese müssen Sie mit beiden Zeigefingern gleichzeitig mindestens fünfmal leicht von oben nach unten beklopfen. Danach pochen Sie ebenso sanft genau *in der Mitte Ihrer Stirn* ebenfalls von oben nach unten, wobei Sie am Haaransatz beginnen und bis dorthin akupressieren, wo die Nase anfängt. Die Behandlungen an den Ohren, auf Nase und Stirn sollten Sie alle zwei bis drei Stunden wiederholen.

Ein weiterer Punkt liegt *auf dem Handrücken, und zwar genau zwischen Daumen und Zeigefinger.* Legen Sie Ihren rechten Daumen auf diese Stelle der linken Hand und den Zeigefinger auf deren Innenseite. Jetzt drücken Sie mit dem

Daumen kräftig zu und schieben dabei die Haut hin und her. Nach etwa dreißig Sekunden machen Sie das gleiche an der rechten Hand. Spüren Sie dabei, wie die akupressierte Stelle empfindlich reagiert? Empfinden Sie sogar einen stechenden Schmerz? Das ist in Ordnung, denn Sie haben die richtige Stelle gedrückt – und sollten die Behandlung dreimal am Tag durchführen.

Der nächste Punkt zur Linderung einer Mandelentzündung muß dagegen nur sanft behandelt werden: Klopfen Sie zuerst mit der Kuppe des rechten Zeigefingers etwa *zwei Millimeter neben dem Ansatz des Daumennagels auf der Außenseite des linken Daumens* – aber nur vorsichtig, denn der Fingernagel darf keinesfalls »eingebohrt« werden. Nachdem Sie den Daumen so mindestens dreißig Sekunden lang akupressiert haben, nehmen Sie sich den rechten Daumen vor und behandeln ihn ebenfalls so. Drei- bis fünfmal täglich sollten Sie die Übungen an den beiden Daumen durchführen.

Menstruationsstörungen

Wie Sie krampfartige Unterleibsschmerzen
lindern ...

Es gibt unter den Körperfunktionen des Menschen nicht viele Vorgänge, die sich so selten an die Regeln halten wie die Regel der Frau. Die Menstruation (vom lateinischen *menstruus* gleich »monatlich«) kann schon mit sechs Jahren zum erstenmal auftreten, aber auch erst mit achtzehn, doch im allgemeinen beginnt sie zwischen zehn und fünfzehn Jahren.

Diese Unregelmäßigkeit kann man auch bei der Dauer des Zyklus beobachten. Im Prinzip sollte er 28 Tage dauern, aber nicht selten beträgt der nur 20 bis 22 oder auch 34 bis 36 Tage. Die Regel der Frau verläuft normal, wenn die Menstruation immer in denselben Abständen auftritt, ganz gleich, ob diese länger oder kürzer als 28 Tage sind.

Solange eine Frau gesund ist, wird sie mit den physiologischen Schwankungen fertig, die ihr mit der monatlichen Regel auferlegt sind. Doch wenn körperliche oder seelische Belastun-

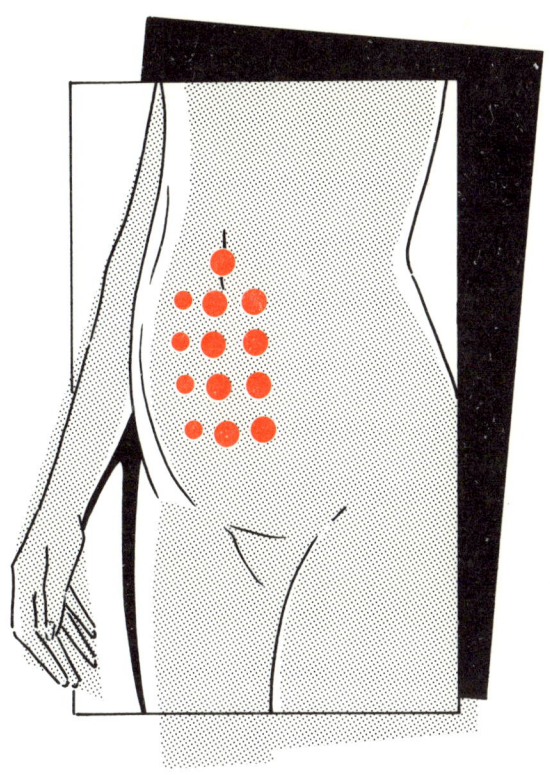

Menstruationsstörungen

Wenn Sie unter krampfartigen Schmerzen leiden, muß die Region *zwischen dem Bauchnabel und der Schamhaargrenze* akupressiert werden.

gen auftreten, greifen sie die Substanz an. Es kommt zu kleinen Unregelmäßigkeiten, die mit der Zeit zu Regelmäßigkeiten werden.

Störungen des Menstruationszyklus geben oft das erste Zeichen. Erfolgt die Monatsblutung nicht mehr regelmäßig, kommt es zu krampfartigen Unterleibsschmerzen, allgemeinem Unwohlsein, Depressionen – und die Blutung schwankt von schwach bis übermäßig stark.

Da sich hinter den Menstruationsbeschwerden gelegentlich eine ernste Krankheit verbergen kann, ist der Besuch eines Arztes ratsam, weil die Geschlechtsorgane, sind sie einmal angegriffen, eine Vernachlässigung sehr übelnehmen können.

Sollte der Arzt aber keine Krankheit festgestellt, sondern nur ein paar Pillen zur Linderung der Beschwerden verschrieben haben, können Sie sich auch auf andere Weise helfen, ohne Medikamente einnehmen zu müssen ...

Wenn Sie unter krampfartigen Schmerzen leiden, muß die Region *zwischen dem Bauchnabel und der Schamhaargrenze* akupressiert werden: Zunächst legen Sie die ganze (warme!) Handfläche direkt unter Ihren Nabel auf den Bauch und üben einen leichten Druck aus. Spüren Sie, wie die Wärme in den Bauch ausstrahlt? Sehr gut! Und nun gehen Sie *einen Fingerbreit* tiefer. Wenn Sie auch dort deutlich Wärme verspüren, rücken Sie erneut einen Fingerbreit nach unten – und anschließend noch einmal tiefer.

Diese Stellen sollten Sie morgens und abends im Bett akupressieren. Die Dauer der Behandlung läßt sich hier nicht festlegen, weil es von Mensch zu Mensch verschieden ist, wann sich das Wärmegefühl einstellt.

Macht Ihnen eine zu starke Monatsblutung zu schaffen, so können Sie diese ebenfalls regulieren: *an den Fußsohlen*. Setzen Sie sich auf einen Stuhl, und legen Sie den linken Fuß auf Ihren rechten Oberschenkel. Nun massieren Sie mit Ihrem Mittelfinger einen Punkt, der sich in der *Fußsohlenmitte genau unter dem Innenknöchel* befindet, und zwar zwei Minuten lang mit mittlerem Druck. Anschließend akupressieren Sie genauso den rechten Fuß. Diese Behandlung sollten Sie dreimal täglich durchführen.

Verläuft Ihre Periode dagegen unregelmäßig und sind die Blutungen sehr schwach, so stellen Sie Ihre Füße fest auf den

Boden und massieren wieder mit dem Mittelfinger mindestens zwei Minuten lang mit kräftigem Druck einen Punkt, der *zwei Daumenbreit oberhalb der Lücke zwischen der großen Zehe und der zweiten Zehe* liegt. Akupressieren Sie zuerst den linken, danach den rechten Fuß – und das dreimal pro Tag.

Migräne
Sechs Übungen zur Linderung und Vorbeugung

Diese heftigen Kopfschmerzen beginnen mit einem Krampf der Gehirnarterien in einem begrenzten Hirnteil, dessen Durchblutung durch eine Engerstellung der Gefäße erheblich herabgesetzt wird. Durch diese Sperre entsteht rings um den betroffenen Bezirk ein ständig wachsender Druck, bis schließlich das Blut mit Gewalt eindringt und die Gefäße mit Schmerzen erweitert. Dabei kann Blutflüssigkeit in das Hirngewebe gepreßt werden.

Migräneanfälle beginnen mit Übelkeit, extremer Licht- und Geräuschempfindlichkeit sowie allgemeinem Unbehagen. Danach schließen sich zeitweise kaum zu ertragende Kopfschmerzen an, die wellenförmig, im Rhythmus der Pulsschläge, auftreten und oftmals von Erbrechen und Augenflimmern begleitet werden. In schweren Fällen sind Lähmungen und unwillkürliche Urinausschüttungen möglich.

Die ersten Migräneanfälle treten während der Pubertät auf, selten vorher und selten nachher. Oftmals wird die Krankheit auch ererbt, während sich bei Frauen die Anfälle in den Tagen vor der Periode häufen. Schließlich können Erregung, Streß und Wetterwechsel einen Anfall auslösen.

Wenn Sie unter Migräne leiden, sollten Sie stets einen Arzt zu Rate ziehen. Dabei können Sie seine Behandlung durch die Akupressur unterstützen und bei einem Migräneanfall die Schmerzen lindern ...

Legen Sie eine Hand auf *die schmerzende Region*, und drükken Sie mit der ganzen Handfläche mehrmals kräftig zu. Bei den nächsten Stellen, die bei Migräne akupressiert werden müssen, genügt ein leichtes Klopfen mit dem Zeige- oder Mit-

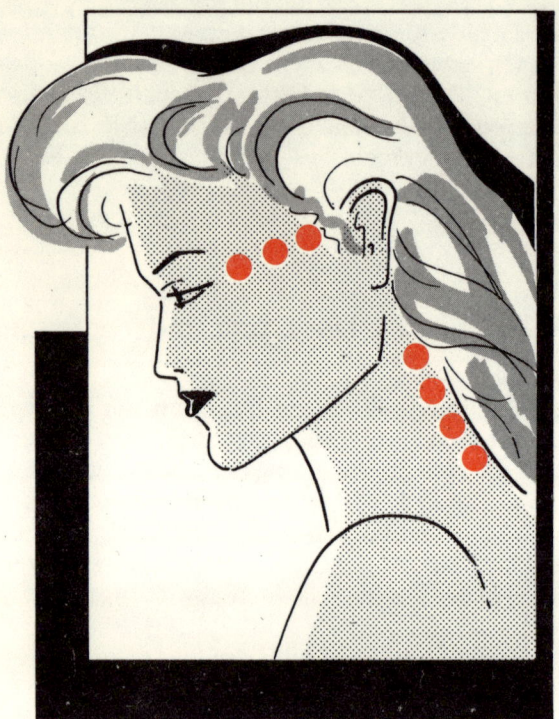

Migräne

Legen Sie eine Hand auf *die schmerzende Region,* und drücken Sie mit der Handfläche kräftig zu.

Die nächsten Akupressurpunkte liegen *auf dem Mittelscheitel* und werden stets in der Richtung, wie der Schmerz zieht, beklopft. Anschließend wird *die Linie zwischen den äußeren Augenwinkeln und dem oberen Rand der Ohren* auf beiden Seiten leicht beklopft.

Oft klingen die Schmerzen ebenfalls ab, wenn *der Nacken links und rechts neben der Wirbelsäule, vom Haaransatz* nach unten bis zur Schulter, akupressiert wird.

telfinger. Die Punkte liegen *auf dem Mittelscheitel* und werden stets in der Richtung, wie der Schmerz zieht, behandelt.

Anschließend wird *die Linie zwischen den äußeren Augenwinkeln und dem oberen Rand der Ohren* auf beiden Seiten leicht beklopft – und zwar mit den Kuppen aller vier Finger jeder Hand.

Oft klingen die Schmerzen ebenfalls ab, wenn *der Nacken links und rechts neben der Wirbelsäule, vom Haaransatz nach unten bis zur Schulter,* akupressiert wird. Hier sollte – wieder auf beiden Seiten gleichzeitig – mit starkem Druck massiert werden, damit sich die Verspannungen in der Muskulatur lösen.

Ein weiterer Behandlungspunkt liegt an den Händen. Wenn Sie mit Daumen und Zeigefinger der rechten Hand *zwischen Daumen und Zeigefinger* der linken Hand fassen, fühlen Sie zunächst nur ein weiches Muskelgewebe. Tasten Sie jedoch etwas weiter *in Richtung Handgelenk*, geraten Sie zwischen zwei Knochen. Hier müssen Sie die Haut sehr fest zusammenpressen – und wenn Sie einen stechenden Schmerz verspüren, haben Sie es richtig gemacht!

Diese Punkte an beiden Händen sollten Sie immer wieder akupressieren, auch dann, wenn Sie keinen Migräneanfall haben, und zwar regelmäßig morgens, mittags und abends zehnmal hintereinander zur Vorbeugung.

Zum letzten Migräne-Behandlungspunkt: Umfassen Sie mit der rechten Hand Ihren *linken Unterarm am Ellenbogen*, so daß Sie mit dem rechten Zeigefinger den Knöchel gerade noch fühlen.

Dort, wo jetzt Ihr Ringfinger liegt, ist die richtige Stelle. Drücken Sie nun so fest wie möglich zu, und schieben Sie die Haut etwa zehn Sekunden in kreisenden Bewegungen hin und her. Anschließend machen Sie dasselbe am anderen Arm. Akupressieren Sie Ihre Arme so fünfmal pro Tag, zuerst die Seite, auf der die Migräneschmerzen auftreten, anschließend den anderen Arm.

Nasenbluten

Lassen Sie die Watte weg!

Das sieht oft schlimm aus, ist aber meistens – besonders bei Kindern – ein harmloser Vorfall. Der Blutverlust erscheint zwar recht erheblich, trotzdem ist er geringer, als man auf den ersten Blick meint.

Nasenbluten entsteht, wenn die winzigen Äderchen in der Nase, meist in der stark durchbluteten Zone im hinteren Bereich der Nasenscheidewand, einreißen. Die Ursachen können äußere Einwirkungen – wie zum Beispiel ein Schlag auf die Nase – oder starkes Niesen sein, und bei Kindern entsteht es oftmals durch das beliebte »Nasenbohren«. Es können aber auch innere Erkrankungen schuld haben: Störungen der Blutgerinnung, akute Infektionen, Bluthochdruck und andere Erkrankungen. Schließlich kann das Nasenbluten durch einen starken Schnupfen oder eine Allergie ausgelöst werden.

Ein schwaches Nasenbluten hört vielfach von selbst auf. Ist es aber kräftig und stellt es sich immer wieder ein, muß ein Arzt aufgesucht werden. Dieser kann die Nase tamponieren und eventuelle Ursachen der Nasenblutungen abklären. Sehr wichtig: Ist ein Patient, der stark aus der Nase blutet, bewußtlos, muß er auf die Seite gelegt werden, um bei ihm eine Verstopfung der Nasenwege zu vermeiden.

Sollten Sie zuweilen unter Nasenbluten leiden, dann führen Sie niemals gewöhnliche Watte in die Nase ein. Besser ist es, wenn Sie Ihre Beschwerden mit Hilfe der Akupressur lindern ...

Setzen Sie sich aufrecht hin, den Kopf leicht nach vorne gebeugt. Nun ergreifen Sie mit dem rechten Daumen und den Fingern Ihre linke Hand, und zwar so, daß der Daumen *auf dem Handrücken zwei Fingerbreit unterhalb des Zeigefingers und einen halben Fingerbreit in Richtung linker Daumen* liegt. Diesen Punkt müssen Sie nun drei Minuten lang recht energisch in Richtung Handgelenk massieren. Anschließend machen Sie dasselbe an der rechten Hand und führen diese Übung alle zwei, drei Stunden zur Vorbeugung durch.

Bei einer weiteren Akupressur gegen Nasenbluten müssen Sie Ihren Kopf leicht nach hinten beugen. Nun ertasten Sie im

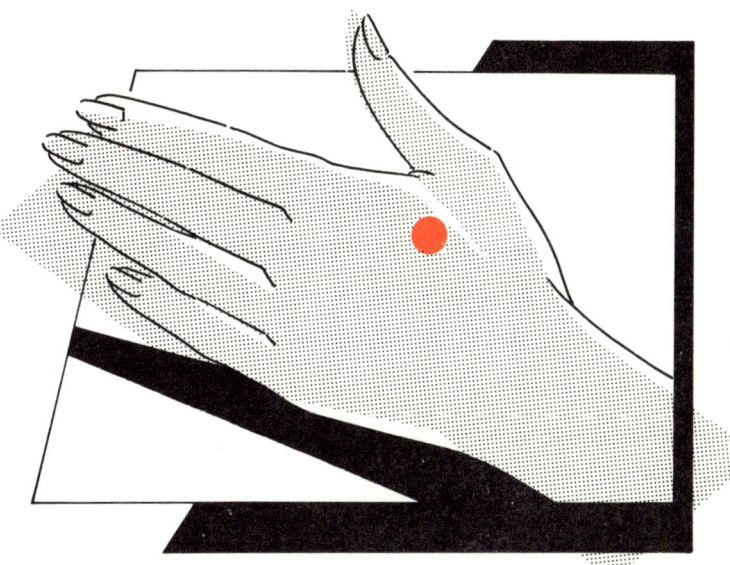

Nasenbluten

Setzen Sie sich aufrecht hin, den Kopf leicht nach vorne gebeugt. Nun ergreifen Sie mit dem rechten Daumen und den Fingern Ihre linke Hand, und zwar so, daß der Daumen *auf dem Handrücken zwei Fingerbreit unterhalb des Zeigefingers und einen halben Fingerbreit in Richtung linker Daumen* liegt.

Nacken einen Punkt, der sich *am Übergang vom Nacken zum Schädel* befindet. Haben Sie ihn gefunden, muß er sich wie eine kleine Kugel anfühlen. Nun drücken Sie mit dem Finger fest auf diesen Knochen und massieren dabei die Haut kreisförmig. Machen Sie weiter, auch wenn es etwas weh tut – Sie haben nämlich exakt den empfindlichen Punkt getroffen, und nach zwei Minuten ist meist das Nasenbluten verschwunden.

Zwei weitere Punkte zur Vorbeugung liegen auf Ihrer Stirn: Legen Sie beide Zeigefinger auf jene Punkte, die sich *eineinhalb Fingerbreit links und rechts von der Stirnmitte* befinden. Nun akupressieren Sie diese Stellen drei Minuten lang nach außen hin, aber nicht zu stark, denn ein sanfter Druck genügt vollkommen. Führen Sie diese Akupressur mindestens zweimal täglich durch.

Haben Sie ein Kind, das immer wieder zum Nasenbluten neigt, empfiehlt sich folgende Akupressur, die aber nur zur Vorbeugung gedacht ist! Am besten ist es, wenn Ihr Kind auf dem Bauch liegt, obwohl Sie es auch behandeln können, wenn es nach vorne gebeugt sitzt. Nun klopfen Sie mit dem Mittelfinger auf jene Punkte, die in der *Mitte zwischen den Schulterblättern auf der Wirbelsäule liegen*, und gehen langsam nach unten, und zwar bis dorthin, wo die *Rippen aufhören*. Klopfen Sie nur sanft, immer von oben nach unten – täglich zweimal drei Minuten lang. Mit der Zeit wird dann die Neigung zum Nasenbluten aufhören.

Nieren

Wie Sie ihre Funktion anregen ...

Die Nieren liegen außerhalb des Bauchraumes in Rückennähe, etwa eine Handbreit neben der Wirbelsäule. Ihre wichtigste Aufgabe ist die Harnbereitung. Fallen die Nieren aus, führt dies zu einem Rückstau von ausscheidungspflichtigen Substanzen und Endprodukten des Stoffwechsels (unter anderem Harnsäure, Harnstoff) und somit zu einer inneren Vergiftung (Harnvergiftung, Urämie). Neben der reinen Ausscheidungsfunktion haben die Nieren auch eine regulierende Aufgabe:

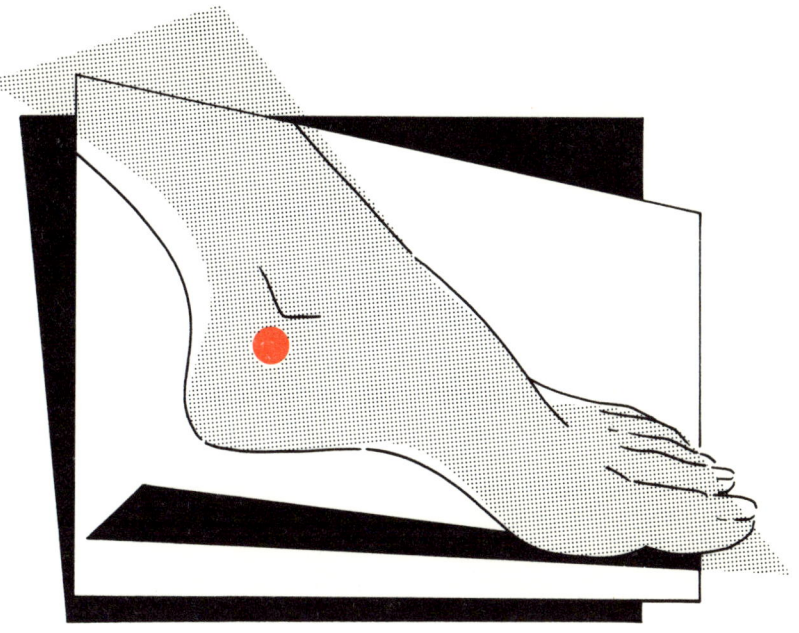

Nierenanregung

Setzen Sie sich auf einen Stuhl, und suchen Sie an Ihrem Fuß einen Punkt, der *einen halben Fingerbreit hinter und unter dem inneren Knöchel* liegt.

So steht die Nierenfunktion sogar mit der Atmung in einem direkten Zusammenhang, denn Änderungen in der Atmungsstärke beeinflussen die Nierenfunktion, die bei einer derart einseitigen Störung für das Gleichgewicht der Ionen im Organismus sorgen muß. Außerdem muß die Niere eine Durchblutung des gesamten Organismus steuern. Ferner vermag sie Substanzen abzusondern (Renin), die zu einer Erhöhung des Blutdrucks führen und so der Niere mehr Blut zur Reinigung zuführen. Eine Gruppe von Hochdruckleiden wird durch krankhafte Nierenbefunde ausgelöst.

Für die Harnbereitung, die Entgiftung des Organismus und die Regulierung des Mineralhaushaltes reicht eine Niere völlig aus – es ist daher durchaus möglich, eine Niere ohne Gefahr einer Harnvergiftung zu entfernen. Trotzdem wird ein Arzt diese Operation nur nach reiflicher Überlegung vornehmen, weil er nicht weiß, ob und wann die verbleibende einzelne Niere von einer Erkrankung heimgesucht wird und dann das »Reserveorgan« der anderen Seite nicht mehr zur Verfügung steht.

An den oberen Polen beider Nieren befinden sich die kapuzenförmigen Nebennieren. Sie haben aber mit der Nierenfunktion direkt nichts zu tun, sondern dienen der Steuerung hormoneller Regulationen. Allerdings beeinflussen die Nebennieren hormonell die Ausscheidungsfunktion der Nieren und den Mineralhaushalt.

Nieren erkranken recht häufig – besonders bei den Frauen, deren Harnröhre erheblich kürzer als bei den Männern ist. Auch wird eine Gruppe von Hochdruckleiden durch erkrankte Nieren ausgelöst. Funktionsstörungen äußern sich meistens durch einen trüben Urin, aber auch starke Rückenschmerzen zeigen auf eine solche Krankheit hin. Die ärztliche Behandlung bei einer Nierenerkrankung ist unumgänglich – doch die Heilung kann mit Hilfe der Akupressur unterstützt werden ...

Setzen Sie sich auf einen Stuhl, und suchen Sie an Ihrem Fuß einen Punkt, der *einen halben Fingerbreit hinter und unter dem inneren Knöchel* liegt. Massieren Sie ihn drei Minuten nach unten – zuerst am linken, anschließend am rechten Fuß. Dann ertasten Sie beim *Schenkel am inneren Ende der Kniegelenkfalte* einen Punkt, der sich *in der Höhle zwischen zwei Muskelsehnen* befindet. Dort akupressieren Sie ebenfalls drei Minuten lang, aber nach oben – und wieder zuerst am linken, anschließend am rechten Schenkel. Diese Übungen sollten Sie dreimal täglich durchführen.

Ein weiterer Punkt zur Nierenanregung finden Sie an Ihrer Körperseite. Um ihn zu orten, müssen Sie Ihren Oberarm gerade herunterhängen lassen und den Unterarm nach oben anwinkeln. Nun ertasten Sie eine Region *vier Fingerbreit unterhalb der Ellenbogenspitze* und massieren diesen Punkt mittelstark in Richtung Unterbauch: drei Minuten lang zuerst auf der linken, anschließend auf der rechten Seite – und das mindestens zweimal am Tag.

Für die letzten Punkte benötigen Sie einen Partner. Legen Sie sich auf den Bauch, und lassen Sie sich gleichzeitig zwei Punkte, die sich *zwei Fingerbreit neben dem unteren Rand des zweiten Lendenwirbeldorns* befinden, in Richtung Po massieren. Diese Akupressur sollte mindestens drei Minuten dauern, wobei eine Behandlung pro Tag genügt.

Orgasmusprobleme

Wenn Sie Schwierigkeiten haben …

Orgasmusstörungen kommen bei Frauen weitaus häufiger vor als bei Männern. Wenn ein Mann nicht gerade impotent ist, schafft er den Höhepunkt meistens. Bei Frauen ist die Sache differenzierter zu sehen.

Ein sexuell erregter Mann strebt während des Beischlafs meistens sehr schnell den Höhepunkt an. Bei einer sexuell erregten Frau dauert es dagegen länger bis zum Orgasmus – sie erreicht ihn nicht, wenn sich der Mann nach seinem eigenen Höhepunkt sofort von ihr abwendet. Schließlich führen neben seelischen Faktoren, die unter Umständen eine Rolle spielen, auch Auswirkungen, welche durch eine langweilig und müde gewordene Ehe hervorgerufen werden, gleichermaßen leicht zu Orgasmusstörungen.

Mit der Akupressur können diese Schwierigkeiten jedoch wieder abgestellt werden – und die Akupressur kann auch ganz gesunden Paaren helfen, weil sie zur Steigerung des

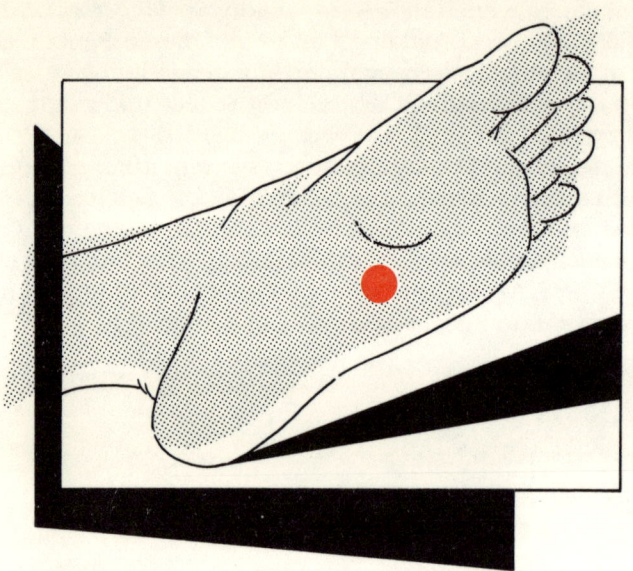

Orgasmusprobleme

Als erstes kommen *die Fußsohlen* dran. Hier befinden sich die entscheidenden Punkte genau *in der
Mitte*.

Genusses führt, also dazu, daß zwei Menschen in der körperlichen Liebe eine noch größere Erfüllung finden als bisher. Dabei kann jeder die Punkte, auf die es ankommt, an sich selbst behandeln, jedoch genausogut die Stellen beim Partner akupressieren – sozusagen als Vorspiel zur körperlichen Vereinigung.

Als erstes kommen *die Fußsohlen* dran. Hier befinden sich die entscheidenden Punkte genau *in der Mitte*. Sie liegen dort in einer kleinen Mulde, und wenn Sie hier mit der Daumenkuppe ziemlich fest zudrücken, verspüren Sie einen leichten, stechenden Schmerz. Das sind die richtigen Stellen, die Sie zuerst am linken Fuß, dann am rechten zehn bis fünfzehnmal drücken müssen. Zwei andere Akupressurpunkte liegen ebenfalls auf den Fußsohlen, und zwar jeweils *eine Daumenbreite oberhalb und unterhalb der zuerst genannten, mittleren Stelle.* Klopfen Sie darauf mindestens zwanzigmal, aber nur leicht.

Es folgt sodann ein leichtes Klopfen *rund um die inneren und äußeren Fußknöchel* – jeweils zehn Sekunden lang, wobei die Reihenfolge keine Rolle spielt. Manche Fachleute meinen allerdings, statt des leichten Klopfens sollte man einen kurzen und mittelstarken Druck mit den Daumen ausführen, bekämpfe das doch nach ihren Erfahrungen gleichzeitig allgemeine Müdigkeit und regeneriere die verlorengegangenen körperlichen Kräfte. Das beste wird wohl sein, Sie probieren aus, welche Behandlung zu Ihnen paßt – Klopfen oder Drükken.

Anschließend wird die *Achillessehne an der Rückseite der Füße* behandelt. Dabei sollte der Fuß ganz locker nach unten baumeln und nicht angespannt sein. Es genügt dann jeweils ein kurzer und leichter Daumendruck unten, in der Mitte und oben auf der Achillessehne.

Nun folgt ein leichtes und rasches Klopfen *rund um die Kniescheibe,* dann ein Klopfen auf den *Innenseiten der Oberschenkel*: von Kniehöhe an nach ganz oben – bis kurz vor den Intimbereich. Die letzten wichtigen Punkte befinden sich im Nacken. Legen Sie die vier Fingerkuppen beider Hände dicht nebeneinander in den Nacken, und zwar so, daß sich der kleine Finger gleich *unterhalb des Ohrläppchens* befindet. Dann drücken Sie mit allen Fingerkuppen drei- bis fünfmal kräftig zu.

Für alle vorgenannten Behandlungen gilt: Zuerst werden

die linken Füße oder Beine akupressiert, danach kommt die rechte Seite dran – und das zwei- bis dreimal pro Tag.

Diese letzten Punkte sollen vor allem dem Mann helfen, sich zurückhalten zu können, und ihm die Kraft geben, mehr auf die Steigerungskurve der Partnerin einzugehen – was ja letztlich auch ihm selbst mehr Freude und Erfüllung in der Liebe gibt.

Phantomschmerzen

Wenn die Schmerzen bleiben ...

Fast alle Menschen, denen ein Körperteil amputiert wurde, haben das Gefühl, das eigentlich nicht mehr vorhandene Glied sei noch da. Sie »spüren« das amputierte Bein, den verlorenen Arm oder Finger.

Etwa 30 Prozent aller Amputierten leiden unter Phantomschmerzen – sie spüren heftige und zuweilen sogar unerträgliche Schmerzen in dem entfernten Glied. Auch brustamputierte Frauen berichten über Phantomschmerzen – und nahezu alle Amputierten erleben Phantomgliedempfindungen: Sie träumen häufig von sich und ihrem unversehrten Körper, und in ihren Träumen spielt besonders der verlorene Arm oder das amputierte Bein eine große Rolle. Phantomempfindungen müssen aber keine Phantomschmerzen sein.

Für die Wissenschaftler sind die Phantomschmerzen immer noch ein Rätsel, konnten sie doch bis heute keine Erklärung dafür finden. Allerdings ist nachgewiesen worden, daß Phantomschmerzen insbesondere dann auftreten, wenn zwischen der Verletzung und der Amputation eine längere Zeitspanne liegt. Aber warum es zu diesen Schmerzen kommt, weiß noch keiner.

Es ist wirklich merkwürdig: Ein Mensch, der ein Körperteil verloren hat, spürt Schmerzen in dem nicht mehr vorhandenen Glied! Meist verkrampft es sich schmerzhaft, oft sind es auch stechende oder brennende Schmerzen. Und zu den Phantombeschwerden können auch noch die Stumpfschmerzen kommen, selbst wenn die Narbe sehr gut verheilt ist – denn dann

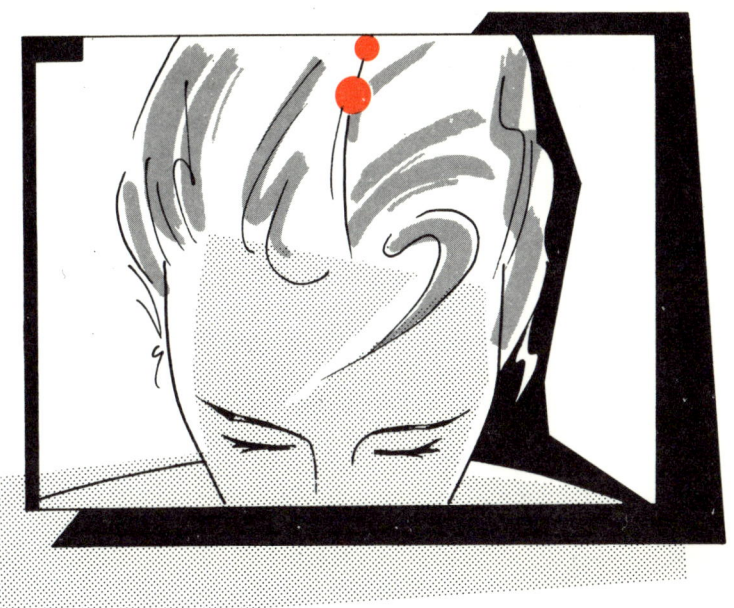

Phantomschmerzen

Legen Sie einen Mittelfinger mitten *auf Ihre Schädeldecke,* und zwar dort, wo eine *gedachte Verbindungslinie zwischen den Gehörgängen beider
Ohren* verläuft.

hat sich in diesem Bereich ein neues Nervengeflecht mit Wucherungen gebildet, die erhebliche Schmerzen verursachen können.

Obwohl das Phänomen des Phantomschmerzes in der Medizin bekannt ist, tun sich viele Ärzte schwer damit, jene Falschmeldungen der Nerven ernst zu nehmen. Ja, sie unterstellen den Patienten nicht selten indirekt, manchmal auch ganz offen, sie seien Simulanten. Dann verschreiben sie ein paar Allerweltstabletten und lassen den Patienten mit seinen Beschwerden allein. Fazit: Die Schmerzen bleiben, weil sie nicht gezielt bekämpft werden. Das ist jedoch mit der Akupressur möglich . . .

Grundsätzlich gilt: Wenn Sie Phantomschmerzen an einem nicht mehr vorhandenen Körperteil haben, sollten Sie zuerst das entsprechende gesunde Glied behandeln. Schmerzt zum Beispiel die – amputierte – linke Wade, müssen Sie die rechte kräftig massieren. Aber diese Behandlungsmethode läßt sich nicht immer durchführen, zum Beispiel bei einem amputierten Arm. Daher sei noch auf einige Akupressurmethoden hingewiesen . . .

Legen Sie einen Mittelfinger mitten *auf Ihre Schädeldecke*, und zwar dort, wo eine *gedachte Verbindungslinie zwischen den Gehörgängen beider Ohren* verläuft. Anschließend legen Sie den Zeigefinger drei Fingerbreit hinter den Mittelfinger und massieren nun beide Punkte kräftig nach vorne – mindestens drei Minuten lang, auch wenn der Schmerz bereits verschwunden ist. Führen Sie diese Übung mindestens dreimal täglich zur Vorbeugung durch.

Haben Sie noch beide Hände, können Sie Ihre Phantomschmerzen auch mit folgender Akupressur bekämpfen: Legen Sie Zeige- und Mittelfinger Ihrer rechten Hand in die *linke Handinnenfläche* sowie den Daumen auf den Handrücken, und zwar *zwei Fingerbreit unterhalb des Zeigefingerhauptgelenks und einen halben Fingerbreit zum Daumen hin.* Nun massieren Sie diesen Punkt drei Minuten lang kreisförmig, wobei Sie einen Schmerz verspüren müssen! Anschließend machen Sie das gleiche – ebenfalls drei Minuten lang – an Ihrer rechten Hand – und das dreimal pro Tag.

Prostatabeschwerden

Selbst wenn die Akupressur helfen kann – auch
ihr sind Grenzen gesetzt ...

Die Vorsteherdrüse (Prostata) des Mannes hat die Form und
die Größe einer Kastanie. Sie liegt direkt unter der Harnblase,
und durch sie hindurch führt die Harnröhre. Genau diese Lage
der Harnröhre kann im Alter unangenehm werden, denn oftmals führt Hormonmangel dazu, daß Gewebeteile der Prostata
unmittelbar um die Harnröhre zu wuchern beginnen. Dann
drücken sie auf die Harnblase sowie -röhre und hemmen so
den Abfluß des Urins. Das ist zunächst eine harmlose Erscheinung, die vor allem bei einem Drittel der Männer vom fünfzig-
sten Lebensjahr an, besonders aber bei den Sechzig- bis Sieb-
zigjährigen vorkommt. Nur bei der Hälfte dieser Gruppe stellen
sich verhältnismäßig leichte Beschwerden ein: der Drang, öfter
Harn zu lassen; die Schwierigkeit, den Harn auf einmal loszu-
werden. Der Urin kommt nur noch in einem dünnen Strahl.
   Prostatabeschwerden kommen meist nicht von selbst –
Erkältungen, übermäßiger Genuß von Alkohol und Nikotin,
ungeregelte Lebensweise sowie eine sitzende Tätigkeit ohne
ausgleichende Bewegung können zur Verschlechterung des
Zustandes führen. Dann müssen die Muskeln der Harnblase
ihren Druck verstärken, um die enger gewordene Röhre offen-
zuhalten. Reicht der Druck aber eines Tages nicht mehr aus,
bleiben Rückstände in der Harnblase, der Drang zum Wasserlassen wird gesteigert, die Entleerungen verringern sich, bis
sie nur noch tropfenweise erfolgen. Nun muß schnell operiert
werden, weil der aufsteigende Harn Nierenerkrankungen verursachen kann sowie Vergiftungen und krebsartige Veränderungen den Fall erheblich komplizieren können. Eine sich ver-
größernde Prostata sollte daher auf jeden Fall bereits im
Frühstadium behandelt werden, damit keine größeren Schäden
auftreten.
   Weitaus seltener ist eine Entzündung der Vorsteherdrüse, die
sich durch Schmerzen beim Wasserlassen und beim Stuhlgang
sowie durch eine Druckempfindlichkeit der Prostata bemerk-
bar macht. Meist handelt es sich hier um eine Krankheit, die
infolge einer anderen entstanden ist.

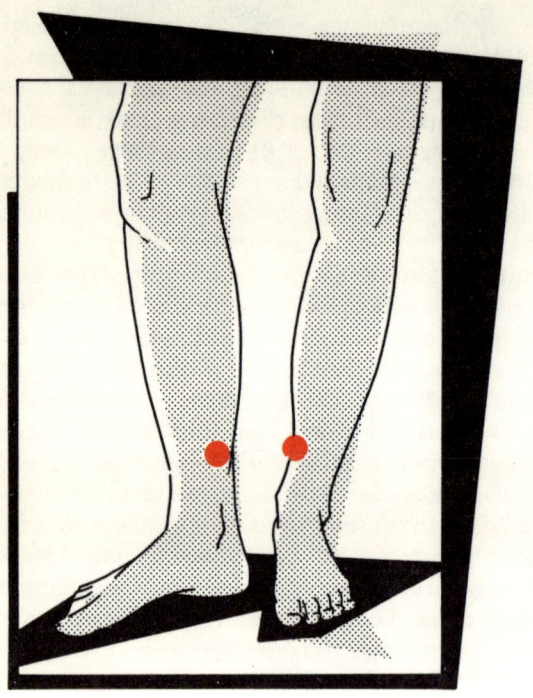

Prostatabeschwerden

Setzen Sie sich auf einen Stuhl, und suchen Sie mit den Zeigefingern jene Punkte, die sich *an den Unterschenkeln etwa vier Fingerbreit über den Innenknöcheln* befinden.

Beide vorgenannten Krankheiten bedürfen unbedingt ärztlicher Behandlung. Doch können Sie die ärztlichen Bemühungen unterstützen, indem Sie Ihre Beschwerden mit Hilfe der Akupressur behandeln …

Setzen Sie sich auf einen Stuhl, und suchen Sie mit den Zeigefingern jene Punkte, die sich *an den Unterschenkeln etwa vier Fingerbreit über den Innenknöcheln* befinden. Diese Punkte massieren Sie nun an beiden Beinen gleichzeitig fünf Minuten lang mit energischem Druck nach oben. Und wenn Sie damit fertig sind, geht es sofort weiter: Suchen Sie *auf beiden Füßen* jene Stellen, die *drei Fingerbreit oberhalb der Falte zwischen den beiden großen und den zweiten Zehen* liegen. Nun rücken Sie je *einen halben Fingerbreit in Richtung große Zehen* und akupressieren diese Punkte ebenfalls mit kräftigem Druck zum Fußgelenk hin, und zwar auch fünf Minuten lang. Beide vorgenannten Behandlungen sollten Sie einmal am Tag durchführen.

Sie können Ihre Prostatabeschwerden auch am Bauch akupressieren: Wenn Sie *zwei Fingerbreit unterhalb Ihres Nabels* mit einem Finger hineinpiken, verspüren Sie einen dumpfen Schmerz. Das ist genau die richtige Stelle. Drücken Sie fünfmal hintereinander in diesen Punkt, jedoch nicht zu kräftig, dafür aber dreimal täglich.

Noch einmal: Die Akupressur kann Prostatabeschwerden nur lindern – die Behandlung durch einen Arzt ist also zwingend erforderlich. Nur er kann feststellen, ob die Vorsteherdrüse an Krebs erkrankt ist – und dann kann eine Akupressur keinesfalls helfen!

Pubertätsbeschwerden
Der positive Einfluß der Akupressur

Während der Pubertät erfolgt eine organische Umstellung im Körper – bei den Mädchen beginnen die Eierstöcke, befruchtungsfähige Eier zu produzieren, und bei den Jungen bildet sich von nun an der Samen. Aber die Pubertät bringt auch eine seelische und charakterliche Umstellung mit sich – und hier liegt das eigentliche Problem.

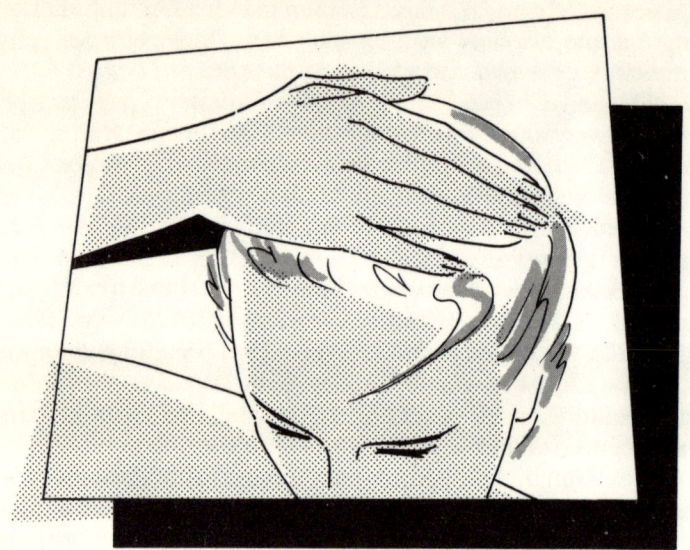

Pubertätsbeschwerden

Man legt die *flache Hand mitten auf den Kopf:* nicht drücken, nur ganz leicht auflegen.

Die jungen Leute werden innerlich nicht so schnell mit den Vorgängen fertig, die sich organisch bei ihnen tun. Sie wehren sich gegen die Veränderungen, die sie nicht beeinflussen oder aufhalten können.

Aufhalten kann man sie wirklich nicht, aber man kann sie mit der Akupressur beeinflussen und damit erreichen, daß die Pubertät ohne große Probleme verläuft; daß man die seelischen Probleme leichter überwindet; daß man die Pubertät durchlebt, ohne sich wie ein Mensch vorzukommen, der dauernd hin und her gerissen wird.

Alle Akupressurpunkte, die behandelt werden müssen, sind bei Mädchen und Jungen dieselben. Die wichtigste Region – das ist die Schädeldecke. Und die Behandlung ist äußerst einfach ...

Man legt die *flache Hand mitten auf den Kopf*: nicht drükken, nur ganz leicht auflegen, und zwar fünfmal am Tag zwanzig bis dreißig Sekunden lang. Jeder junge Mensch kann sich dabei – über den Tag verteilt – seinen eigenen Zeitplan aufstellen. Nur zwei Zeitpunkte müssen genau und regelmäßig eingehalten werden: morgens nach dem Aufwachen, noch im Bett, und abends vor dem Einschlafen, ebenfalls im Bett.

Hier, von der Schädeldecke aus, werden durch den Akupressurdruck sämtliche Fortpflanzungsorgane beeinflußt. Der Druck bringt diese Organe dazu, normal und regelmäßig zu arbeiten. Die chinesischen Mediziner erklären das so: Zunächst übt der Druck Einfluß auf die Hirnanhangdrüse aus. Von dieser Drüse gehen Impulse an die Schilddrüse, und von dort gehen weitere Impulse an die Geschlechtsdrüsen.

Außerdem haben die Chinesen herausgefunden, daß der Akupressurdruck auf die Schädeldecke das vegetative Nervensystem positiv beeinflußt. Der Druck sorgt für eine Entspannung seelischer Konflikte, in denen sich ja gerade junge Leute während der Pubertät befinden.

Meistens reicht die Behandlung der Schädeldecke, um während der Pubertät einigermaßen gut über die Runden zu kommen. Für schwierigere Fälle gibt es aber noch weitere Stellen ...

Eine Stelle liegt *rund um die Kniescheiben*. Hier klopft man am besten mit dem Zeigefinger, und zwar zuerst rund um die linke, dann rund um die rechte Kniescheibe jeweils dreißig

Sekunden lang – und nicht fest drücken, sondern nur leicht klopfen!

Auch die Gegend *zwischen Bauchnabel und Geschlechtsteil* eignet sich zur Behandlung von Pubertätsschwierigkeiten, und auch hier wird wieder mit der ganzen Hand behandelt. Legen Sie diese leicht auf den Bauch, und lassen Sie sie so lange liegen, bis Sie im Magen- und Bauchraum eine angenehme Wärme verspüren. Diese Übung sollte einmal morgens und einmal abends – jeweils im Bett – erfolgen.

Bewährt hat sich auch eine Behandlung der Schultern: Drükken Sie mit zwei oder drei Fingerspitzen *rund um die vordere Schulterpartie.* Beginnen Sie etwa dort, *wo das Schultergelenk aufhört und das Schlüsselbein beginnt.* Dann drücken Sie *weiter nach unten in Richtung zur Achselhöhle.*

Behandelt werden beide Körperseiten: erst links, dann rechts. Der Druck sollte kurz und kräftig sein. Wenn das Ganze fünfmal am Tag etwa zwanzig Sekunden lang regelmäßig über einen längeren Zeitraum – jedoch mindestens ein halbes Jahr lang – durchgeführt wird, dann ist die Pubertät ohne Schwierigkeiten zu überstehen.

Raucherentwöhnung

Wie Sie die Gefahr mindern, an Lungenkrebs zu erkranken ...

Es ist schon erstaunlich, daß die natürliche Lebensangst des Menschen nicht ausreicht, um ihn vor einem der wirksamsten Gifte – Nikotin – zu bewahren, genügt doch schon eine gekaute Zigarette, um ein Kind zu töten! Trotzdem greifen viele Leute immer wieder zum Glimmstengel, ohne Rücksicht auf ihre nichtrauchenden Mitmenschen zu nehmen, die sich oft durch den Qualm belästigt fühlen, zumal sie ja den Rauch einatmen müssen.

Grundsätzlich ist das Rauchen in jeder Form und Menge unverträglich. Schon drei bis vier Zigarren oder zwanzig Zigaretten pro Tag tragen jedem Raucher eine Vergiftung ein, die je nach seiner körperlichen Verfassung in wenigen oder erst

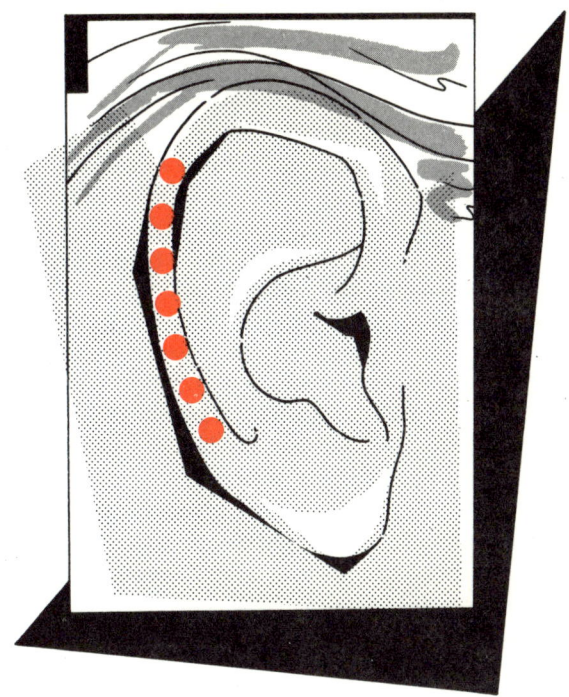

Raucherentwöhnung

Nehmen Sie den *Rand Ihres rechten Ohres oberhalb des Ohrläppchens* zwischen Daumen und Zeigefinger. Nun massieren Sie den Ohrrand durch kräftiges Zusammendrücken langsam nach oben.

nach zehn oder zwanzig Jahren plötzlich bei ihm durchbricht. Für die Experten steht fest: 90 Prozent aller an Lungenkrebs Erkrankten haben zuvor stark geraucht. Und noch eines ist bewiesen: Je früher damit angefangen und je intensiver geraucht wird, desto größer ist das Risiko, an Lungenkrebs zu erkranken. Aber nicht nur das: Wer täglich vierzig Zigaretten raucht, läuft zwölfmal häufiger Gefahr, an Herzinfarkt zu sterben, als derjenige, der nicht dem blauen Dunst frönt!

Lassen Sie es nicht soweit kommen – gewöhnen Sie sich endlich das Rauchen ab! Ja, es ist nicht einfach, denn Sie benötigen dazu einen eisernen Willen – aber Sie können Ihre Bemühungen mit der Akupressur unterstützen . . .

Nehmen Sie den *Rand Ihres rechten Ohres oberhalb des Ohrläppchens* zwischen Daumen und Zeigefinger. Nun massieren Sie den Ohrrand durch kräftiges Zusammendrücken langsam nach oben – immer wieder von unten nach oben, drei Minuten lang.

Anschließend nehmen Sie sich das andere Ohr vor: Massieren Sie *die Ohrleiste, die vom Ohrrand in Richtung Gehörgang* führt, von außen nach innen – immer leicht draufklopfen, mindestens drei Minuten lang. Aber das ist nicht alles: Sie müssen danach sofort einen Punkt akupressieren, der *vor dem Ohrläppchenansatz* liegt. Schieben Sie dabei die Haut stets mit sanftem Druck nach unten – ebenfalls drei Minuten lang –, und machen Sie diese Ohrakupressuren mindestens dreimal täglich.

Auch am Körper können Sie sich mit Hilfe der Akupressur von Ihrer Nikotinsucht lösen. Die wichtigsten Behandlungspunkte finden Sie an Ihren Beinen: Setzen Sie sich auf einen Stuhl, und legen Sie *die Handinnenflächen auf die Knie*. Dort, wo sich jetzt Ihre *kleinen Finger* befinden, sind jene Punkte, die Sie nun kräftig mit den Zeige- oder Mittelfingern nach unten massieren. Tut's weh? Das macht nichts, denn Sie haben die richtigen Stellen gefunden und müssen diese fünf Minuten nach unten akupressieren – und das drei bis fünfmal täglich!

Auch Ihre Brust, die während des Rauchens am meisten gelitten hat, sollten Sie akupressieren. Hier müssen Sie einen Punkt suchen, der *in der Mitte am Brustbeinfortsatz* liegt. Massieren Sie ihn ebenfalls fünf Minuten lang mit energischem Druck stets nach oben – und das dreimal pro Tag.

Einen weiteren Punkt, der Sie vom Nikotin abbringen soll, finden Sie auf dem Kopf: Legen Sie einen Finger *auf die Mitte Ihrer Schädeldecke,* und zwar *zwei Fingerbreit hinter einer gedachten Linie, die von dem einen Ohreingang zum andern* führt. Diesen Punkt massieren Sie mindestens drei Minuten lang in Richtung Stirn und wiederholen diese Übung mindestens zweimal am Tag.

Von allen vorgenannten Behandlungsmethoden ist die Ohrakupressur meist die erfolgreichste. Daher sollte die Massage der Körperpunkte nur zusätzlich erfolgen.

Rheuma
Erleichterung ist möglich

Der Rheumatismus ist eine ebenso alte wie verbreitete Krankheit. Rund 16 Prozent der Männer und etwa 20 Prozent der Frauen geben rheumatische Beschwerden an, die heute zu den Hauptursachen der Arbeitsunfähigkeit und der Frühinvalidität gehören.

Rheo (griechisch) heißt auf deutsch: »Ich fließe«.

Mit Rheuma wird also der fließende, ziehende Schmerz bezeichnet, welcher die Binde- und Nervengewebe, die Muskeln und Gelenke in ständig wechselnder Stärke durchziehen kann – ein Krankheitsbild mit vielerlei Symptomen, deren Entstehung und Ursachen nur lückenhaft bekannt sind. Wahrscheinlich wirken mehrere Faktoren zusammen, um Rheuma auszulösen: von außen angreifende Einwirkungen (Klima, Wetter), psychische Einflüsse, angeborene oder erworbene Defekte, ferner von innen kommende Störungen des Stoffwechsels, der Drüsen und der Nerventätigkeit sowie des Kreislaufs.

Ein großer Teil der rheumatischen Prozesse spielt sich in den Gelenken ab, und weil sie dort besonders heftige Schmerzen auslösen, rücken sie in erster Linie als Gelenkentzündung in das Bewußtsein. In zwei Formenkreise werden die rheumatischen Erkrankungen eingeteilt: in die entzündliche Gelenkveränderung (Arthritis) und in die nichtentzündliche Gelenkveränderung (Arthrose). Jedoch ist die gegenseitige Abgrenzung

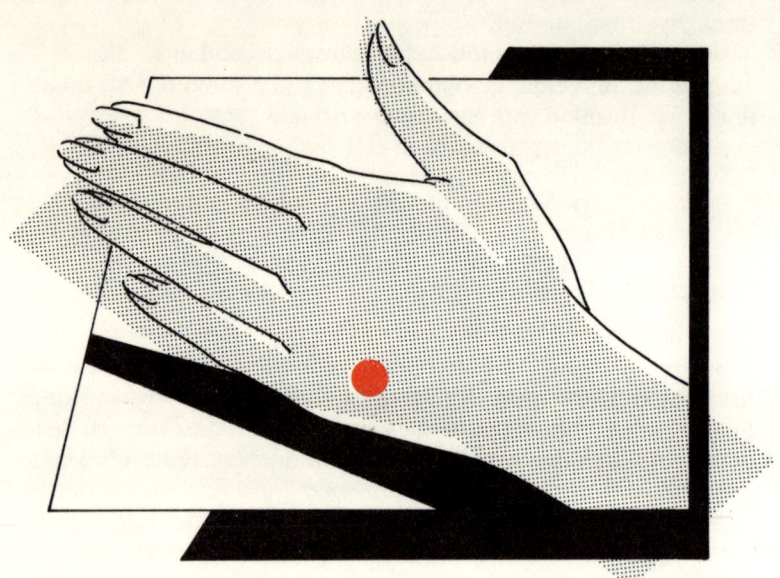

Rheuma

Suchen Sie an Ihrer linken Hand einen Punkt, der sich *drei Fingerbreit unter dem Faltenende zwischen dem Ring- und dem kleinen Finger* befindet.

der beiden Formenkreise schwierig, weil die Krankheitsbilder oft ineinandergehen.

Eine Heilung vom Rheuma ist nur möglich, wenn der Arzt für jeden Fall die eigentliche Ursache gefunden und ausgeschaltet hat. Dabei ist eine Linderung der Schmerzen überaus wichtig, schon damit keine weiteren Fehlhaltungen hervorgerufen werden, die neue Muskelverspannungen zur Folge haben können. Wenn jedoch das Grundleiden nicht behandelt wird, dann tauchen die Symptome nur vorübergehend nicht mehr auf – kommen aber mit größeren Schmerzen wieder und greifen andere Organe an, zum Beispiel das Herz. Es ist daher ein gefährlicher Irrtum, daß sich das Rheuma und die Schmerzen mit ein paar Tabletten überwinden lassen! Eine frühzeitige ärztliche Behandlung ist ungeheuer wichtig, um ein Chronischwerden der Krankheit zu verhindern. Rheuma läßt sich auch nicht durch die Akupressur heilen, obwohl sie zur Linderung der Schmerzen beitragen kann ...

Suchen Sie an Ihrer linken Hand einen Punkt, der sich *drei Fingerbreit unter dem Faltenende zwischen dem Ring- und dem kleinen Finger* befindet. Diese Stelle massieren Sie mit dem Zeigefinger der rechten Hand mindestens fünf Minuten lang in Richtung Ihrer Finger. Anschließend machen Sie diese Akupressur an der rechten Hand – ebenfalls fünf Minuten lang.

Alle weiteren Punkte lindern nur Rheumaschmerzen in den Schultern: Legen Sie Ihren linken Arm auf die rechte Schulter, und suchen Sie nach einer Stelle, die sich *in der Mitte zwischen der Spitze des Mittelfingers und der Ellenbogenspitze* befindet. Am besten, Sie nehmen alle vier Finger zu Hilfe – und wenn Sie plötzlich einen stechenden Schmerz verspüren, massieren Sie diese Region kreisförmig mit starkem Druck drei Minuten lang – zuerst am linken, dann am rechten Arm.

Weitere Punkte finden Sie an den *Vorderseiten Ihrer Schultern*. Ertasten Sie mit dem rechten Zeigefinger die Stelle, die, wenn Sie tüchtig drücken, weh tut – und schon haben Sie den Behandlungspunkt gefunden, den Sie nun drei Minuten lang kreisförmig mit starkem Druck akupressieren, und zwar zuerst an der linken, danach an der rechten Schulter.

Alle diese Übungen sollten dreimal täglich zur Vorbeugung durchgeführt werden. Wie gesagt: Sie können die Schmerzen lindern, eine ärztliche Behandlung aber nicht ersetzen!

Rückenschmerzen

Versuchen Sie es doch einmal mit Selbstbehandlung!

Immer mehr Menschen leiden unter Rückenschmerzen – man kann diese schon als Volkskrankheit bezeichnen. Nun muß die Ursache aber nicht immer gleich ein ernsthaftes Leiden sein, zum Beispiel ein Bandscheiben- oder Wirbelschaden. Oft sind Rückenschmerzen nur die Reaktion auf ein falsches Verhalten des Betroffenen. Denn vielen Menschen ist gar nicht bewußt, was ihre Wirbelsäule tagtäglich aushalten muß, welchen Belastungen sie bei eigentlich ganz normalen Tätigkeiten ausgesetzt ist.

Wußten Sie, daß die besonders anfällige Lendenwirbelsäule am wenigsten belastet wird, wenn Sie mit flachen Schuhen über einen Kunststoffboden gehen? Dagegen muß sie erheblich mehr leisten, wenn Sie auf Stöckelschuhen die Treppe herauf- oder heruntergehen, denn dann muß die Wirbelsäule das Dreifache des Körpergewichts tragen! Wer also jahrelang mit hohen Absätzen über harte Böden läuft oder die Treppe benutzt, bei dem wird sich irgendwann der Rücken schmerzhaft melden.

Doch nicht nur bei alltäglichen Dingen wird dieser Körperteil überfordert – so können zum Beispiel einige Sportarten dauerhafte Schäden an der Wirbelsäule verursachen. Besonders gefährlich wird es, wenn man von Turngeräten oder ins Wasser springt. Fällt man dann auch noch auf den verlängerten Rükken, muß die Wirbelsäule beim Aufprall das Zehn- bis Zwanzigfache des Körpergewichts verkraften! Eine zierliche Frau mit fünfzig Kilogramm Körpergewicht belastet dann innerhalb weniger Sekunden ihr Rückgrat und ihr Becken mit fünfhundert bis eintausend Kilogramm.

Aber die Rückenschmerzen werden nicht nur durch das Gehen oder Springen verursacht – auch Sitzen strengt die Wirbelsäule mächtig an, besonders wenn der Stuhl oder Autositz nicht den geforderten Ansprüchen genügt. Zudem spielt eine falsche Haltung eine große Rolle. Zum Beispiel empfiehlt es sich beim Autofahren so zu sitzen, daß zwischen Rumpf und Oberschenkel ein Rückenneigungswinkel von 20 bis 30 Grad besteht. Aber was helfen Ihnen all diese Feststellungen, wenn Sie unter Rückenschmerzen leiden? Greifen Sie dann nicht zu

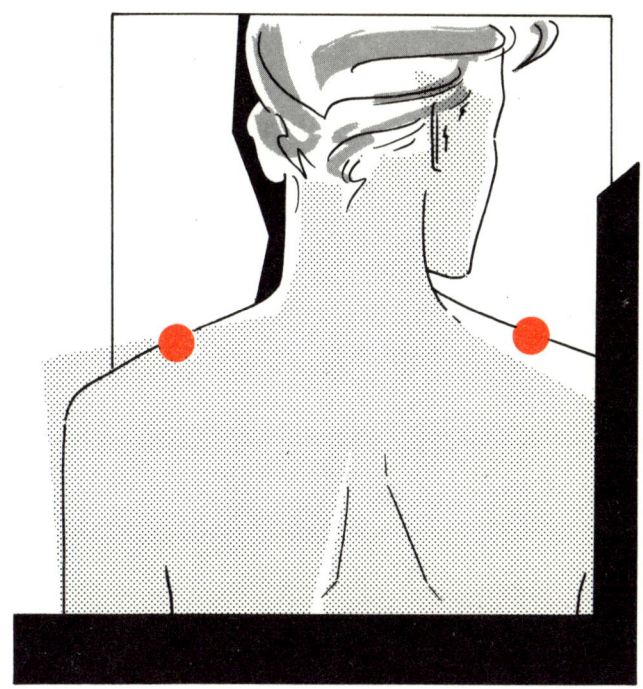

Rückenschmerzen

Suchen Sie mit beiden Mittelfingern gleichzeitig links und rechts auf Ihren Schultern die *exakte Mitte zwischen dem Halsansatz und den Schulterenden.* Dann gehen Sie einen *halben Fingerbreit zum Rükken* hin.

Schmerztabletten, sondern lindern Sie die Beschwerden durch die Akupressur ...

Zuerst jene Punkte, die Sie selbst behandeln können: Suchen Sie mit beiden Mittelfingern gleichzeitig links und rechts auf Ihren Schultern die *exakte Mitte zwischen dem Halsansatz und den Schulterenden*. Dann gehen Sie einen *halben Fingerbreit zum Rücken* hin – und müssen nun auf jeder Seite eine Stelle finden, die auf Ihren Druck empfindlich reagiert. Diese Punkte drücken Sie mittelstark zehnmal hintereinander – und bald werden die Rückenschmerzen verschwinden. Zwei weitere Punkte finden Sie *links und rechts neben Ihrem Gesäß – dort, wo die Oberschenkelknochen am weitesten hervorspringen*. Legen Sie Zeige- und Mittelfinger beider Hände auf diese Stellen, und massieren Sie diese zwei Minuten lang, indem Sie die Haut nach oben verschieben.

Sollten beide vorgenannten Behandlungen noch keinen Erfolg gebracht haben, müssen Sie Ihren Partner um eine Rückenakupressur bitten: Während Sie auf dem Bauch liegen, sucht er vier Punkte, die *oberhalb der Gesäßfalte* nebeneinander *ganz dicht links und rechts neben der Wirbelsäule* nach oben hin liegen. Diese Punkte sollten gleichzeitig mit den vier Fingern beider Hände akupressiert werden, indem die Haut mit kräftigem Druck zu den Knochen der Wirbelsäule geschoben wird, und zwar mindestens zwei Minuten lang.

Sollten all diese Behandlungen jedoch nichts geholfen haben, wird Ihnen der Weg zum Orthopäden wohl nicht erspart bleiben!

Schlafstörungen

Greifen Sie nicht zu Tabletten!

Der Schlaf gehört zu den wundersamsten Erscheinungen in unserem Leben. Wir können vielleicht einen Monat lang ohne Nahrung auskommen, aber keine Woche ohne Schlaf!

Wieviel Schlaf braucht denn nun der Mensch? Dafür gibt es keine Norm. Jeder benötigt so viel, daß sich sein Körper und die Nerven vom täglichen Kräfteverschleiß regenerieren. Der

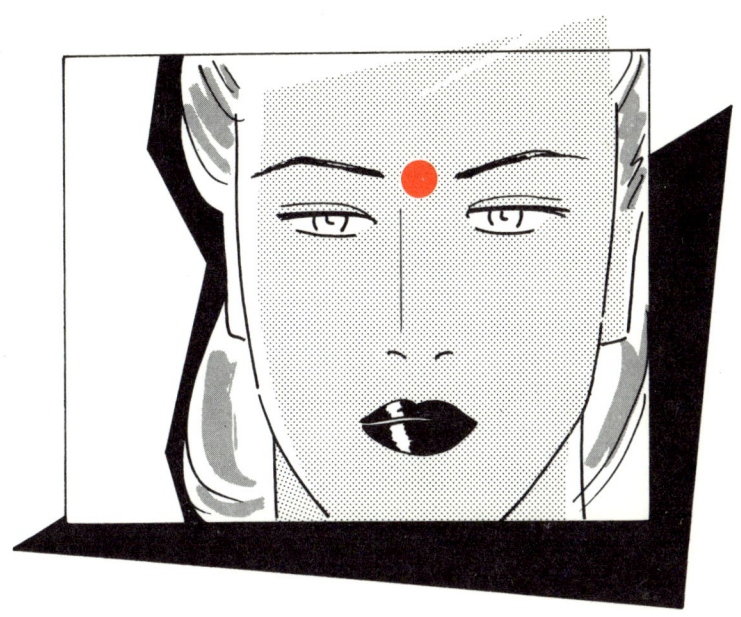

Schlafstörungen

Versuchen Sie, Ihren Körper total zu entspannen. Dann legen Sie den rechten Mittelfinger *genau zwischen Ihre Augenbrauen* und massieren dort mindestens fünf Minuten lang nach unten.

Schlaf ist mit dem Aufladen einer Batterie zu vergleichen, denn auch der Mensch unterliegt dem Gesetz der Spannung und Entspannung, und je tiefer er schläft, desto intensiver ist seine Erholung. So hat sich denn auch der Tiefschlaf, in den manche Patienten bei gewissen Krankheiten versetzt werden, schon oft als Wunderkur erwiesen.

Eine vor kurzem durchgeführte Umfrage in der Bundesrepublik Deutschland ergab: 25 Prozent der Erwachsenen schlafen zuwenig – und gar rund die Hälfte aller erwachsenen Bundesbürger geht erst nach 23 Uhr ins Bett. Aber nicht jeder braucht jene sieben bis acht Stunden Schlaf, die als Mindestmaß für den Erwachsenen gelten. Wieviel Schlaf der einzelne braucht, richtet sich nämlich neben seiner körperlichen Veranlagung auch danach, wie tief er schläft – so gibt es Menschen, denen drei bis vier Stunden Schlaf genügen sollen. Das sind aber Ausnahmeerscheinungen, denn der größte Teil braucht mindestens sieben bis acht Stunden Schlaf, wenn nicht sogar mehr, um sich für die Anforderungen während des Wachzustandes am nächsten Tag zu regenerieren.

Der Schlaf ist etwas Köstliches für den, der fest und tief schlafen kann. Doch vielen Menschen bleibt dieser Genuß verwehrt: Sie liegen im Bett und warten darauf, endlich in Morpheus' Arme sinken zu können. Vergebens. Sie wälzen sich stundenlang im Bett hin und her, weil sie nicht einschlafen können. Dabei sind die Schlafstörungen oftmals nur eine Folge der Ursache: Überreizung und eingebildete Angst vor dem Unvermögen, eben nicht einschlafen zu können.

Leiden auch Sie unter Schlafstörungen? Dann greifen Sie nicht zu Tabletten, die Ihnen am nächsten Morgen einen dumpfen Kopf bescheren können. Viel besser ist die Akupressur ...

Versuchen Sie, Ihren Körper total zu entspannen. Dann legen Sie den rechten Mittelfinger *genau zwischen Ihre Augenbrauen* und massieren dort mindestens fünf Minuten lang nach unten. Eine recht ermüdende Tätigkeit, aber das soll sie ja auch sein! Und es gibt nicht wenige Menschen, die während dieser Akupressur in tiefen Schlaf fallen.

Der nächste Punkt sollte dagegen recht kräftig behandelt werden. Er liegt etwa *zwei Fingerbreit hinter dem linken Ohr kurz oberhalb des Haaransatzes*. Diese Stelle muß mindestens drei Minuten lang sehr stark massiert werden.

Für die Behandlung der weiteren Akupressurpunkte müssen Sie Ihre Beine anziehen, merkwürdigerweise gibt es hier für Frauen und Männer verschiedene Regionen ...

Frauen: Ergreifen Sie mit beiden Händen Ihre *Fersen,* und legen Sie die Daumen auf eine Stelle, die sich *ein Fingerbreit direkt unter dem Innenknöchel in einer kleinen Vertiefung befindet.* Massieren Sie nun mit dem Daumen kräftig gleichzeitig nach oben und nach hinten – mindestens drei Minuten lang.

Die Männer müssen ebenfalls mit beiden Händen die Fersen umgreifen, und zwar so, daß Zeige- und Mittelfinger eine *kleine Vertiefung* erreichen, die *eineinhalb Fingerbreit unterhalb des Außenknöchels* liegt. Dieser Punkt muß ebenfalls recht kräftig drei Minuten lang in Richtung Zehen massiert werden.

Sollten die beschriebenen Akupressurmethoden keinen Erfolg bringen, kann eine Krankheit die Ursache Ihrer Schlafstörungen sein. Sie müssen dann auf jeden Fall zum Arzt gehen!

Schnupfen

Vertrauen Sie auf die Akupressur!

Die Zahl jener Viren, die eine Entzündung der oberen Luftwege hervorrufen können, ist sehr groß, aber es sind bei jedem Schnupfen andere, und daher gibt es bis heute keine vorbeugenden Mittel gegen sie. Eine Entzündung der Schleimhaut greift fast immer weiter um sich, und das in ihr befindliche, üppig mit schleimbildenden Becherzellen, gemischten Drüsen und Blutgefäßen durchsetzte Flimmerepithel – das ist die oberste Zellschicht des Schleimhautgewebes – schuppt sich dabei und steht deshalb nur bedingt für den Rücktransport von Eindringlingen zur Verfügung. Eine leichte Müdigkeit, Anschwellen der Nasenschleimhaut, sehr wäßrige Absonderungen, vermehrtes Niesen, verringertes Riechvermögen, späteres Kratzen im Rachenraum und gering erhöhte Temperatur sind die Anzeichen eines harmlosen Schnupfens, der innerhalb einer Woche vorübergeht. Sobald sich aber eitriges Sekret zeigt, der Betroffene Fieber bekommt und beim Bücken einen Druck neben der Nase spürt, sind auch die Nebenhöhlen angegriffen.

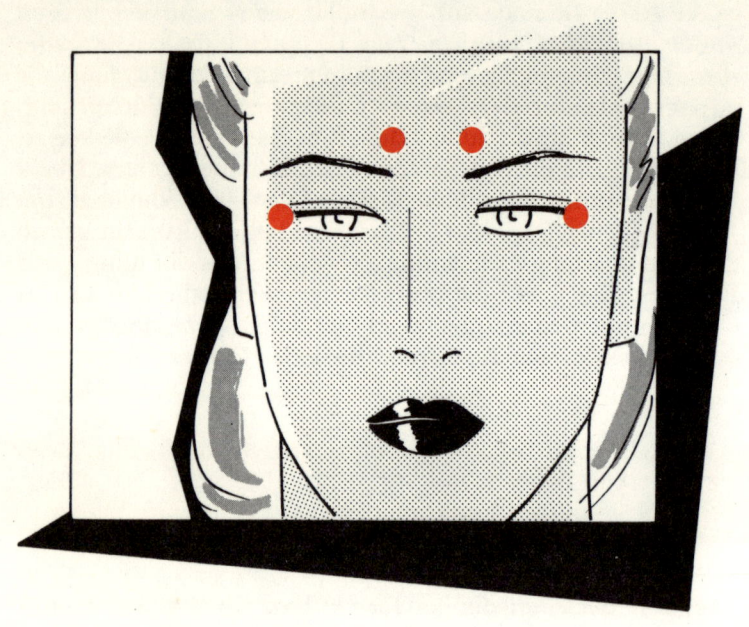

Schnupfen

Legen Sie beide Zeigefinger *einen Fingerbreit über Ihre Augenbrauen, und zwar in der Höhe der inneren Augenwinkel.* Nun massieren Sie diese Punkte gleichzeitig kreisförmig mit sanftem Druck zwei Minuten lang – und legen anschließend die Finger *sofort an die äußeren Augenwinkel.*

Oft ist der akute Schnupfen die Eröffnungs- oder Begleiterscheinung anderer Erkrankungen und verschwindet erst nach der Heilung des Grundleidens. Dagegen sind die Ursachen für den chronischen Schnupfen meist angeborene Verwachsungen in der Nase, die vom Arzt behandelt werden müssen.

Beim akuten Schnupfen aber, der »drei Tage lang kommt, drei Tage lang bleibt und drei Tage lang geht« greifen die Menschen meist zu Nasentropfen oder -sprays. Doch Vorsicht: Zu reichliche Anwendung macht die Medikamente wirkungslos. Das Einatmen von Kamillendämpfen oder Lichtbäder für den Kopf vermittels Rotlicht bringen zwar die Schleimhaut zum Abschwellen, doch meist hält die Wirkung nur kurz an – auch das ist also nicht gerade wirkungsvoll. Mit Hilfe der Akupressur hingegen lassen sich die Beschwerden viel leichter lindern ...

Legen Sie beide Zeigefinger *einen Fingerbreit über Ihre Augenbrauen, und zwar in der Höhe der inneren Augenwinkel.* Nun massieren Sie diese Punkte gleichzeitig kreisförmig mit sanftem Druck zwei Minuten lang – und legen anschließend die Finger *sofort an die äußeren Augenwinkel.* Auch diese Punkte akupressieren Sie nur leicht, aber stets nach außen. Machen Sie diese Übung mindestens dreimal pro Tag, auch wenn Sie nicht gerade vom Schnupfen geplagt werden.

Auch die weiteren Akupressurpunkte finden Sie im Gesicht: Legen Sie beide Zeigefinger *zwei Fingerbreit genau unter Ihre Pupillen und einen Fingerbreit darunter Ihre Mittelfinger.* Nun massieren Sie diese Regionen mit sanftem Druck nach unten – mindestens drei Minuten lang und dreimal täglich.

Leiden Sie besonders unter einer verstopften Nase, sollten Sie ihr Umfeld behandeln: Legen Sie beide Mittelfinger dorthin, wo sich bei *Brillenträgern das Gestell auf der Nase abstützt,* und Ihre Zeigefinger gleichzeitig an den *inneren Beginn beider Augenbrauen.* Diese Regionen müssen Sie nun gleichzeitig akupressieren, indem Sie die Haut mit leichtem Druck drei Minuten lang nach oben massieren – mindestens drei-, besser fünfmal am Tag.

Nun gibt es aber auch Situationen, in denen eine Gesichtsakupressur nicht gerade angebracht ist – zum Beispiel dann, wenn Sie sich in Gesellschaft befinden. Doch auch in solchen Situationen können Sie Ihren Schnupfen unauffällig mit Hilfe der Akupressur behandeln: Legen Sie Zeige- und Mittelfinger beziehungsweise den Daumen der einen Hand *in die Handfläche* beziehungsweise *auf den Handrücken der anderen Hand, und zwar zwei Fingerbreit unterhalb des Daumenhauptgelenks.* Nun gehen Sie noch *einen halben Fingerbreit in Richtung Daumen* und massieren diese Region drei bis fünf Minuten lang – und Ihre Beschwerden verschwinden.

Schwerhörigkeit

Wie Sie Ihr Hörvermögen wieder etwas »auf Trab bringen« …

Das ist ein Leiden, das sich sehr unangenehm auswirkt, zumal dann, wenn man auf dem einen Ohr noch besser hört als auf dem anderen. Die Geräuschorientierung, die üblicherweise automatisch vor sich geht, wird dann schwierig: Das »gute« Ohr wird über die Maßen strapaziert.

Sollten Sie nun glauben, daß Ihre Schwerhörigkeit vom Hals-, Nasen- und Ohrenarzt behoben werden könnte, befinden Sie sich im Irrtum. Akute Ohrenkrankheiten kann er natürlich gut behandeln, bei der Schwerhörigkeit wird er jedoch Zurückhaltung üben: Ob Sie bereits ein Hörgerät benötigen, ist eine Frage, auf die unter Umständen keine klare Antwort gegeben werden kann.

Inzwischen werden Sie immer mißmutiger, weil Sie nur die Hälfte von dem mitbekommen, was Ihnen die Mitmenschen zu sagen haben.

Aber Sie können etwas tun, um Ihr Hörvermögen wieder ein wenig auf Trab zu bringen: mit Hilfe der Akupressur …

Den ersten Punkt finden Sie so: Fahren Sie mit dem Zeigefinger *von hinten nach vorne am Rand Ihres Ohres* entlang. Dort, wo das Ohr in der *Schläfengegend mit dem Kopf verwachsen ist*, machen Sie halt. Etwa *fünf Millimeter unter dieser Stelle* finden Sie, *etwas nach hinten verlagert, ein Grübchen.* Dies ist der Akupressurpunkt, den Sie drei Minuten lang sanft und kreisförmig massieren.

Der zweite Akupressurpunkt liegt ein wenig unterhalb der *vorderen Anwuchsstelle des Ohrläppchens.* Wenn Sie den Mund

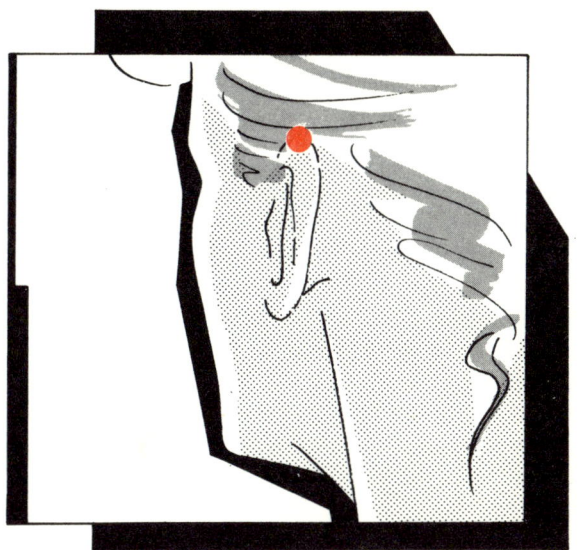

Schwerhörigkeit

Den ersten Punkt finden Sie so: Fahren Sie mit dem Zeigefinger *von hinten nach vorne am Rand Ihres Ohres* entlang. Dort, wo das Ohr in der *Schläfengegend mit dem Kopf verwachsen ist,* machen Sie halt.

öffnen, spüren Sie dort eine *kleine Mulde*, die Sie ebenfalls
zwei Minuten lang massieren.

Wenn Sie sich angewöhnt haben, die vorgenannten Punkte
an beiden Ohren täglich zwei- bis dreimal zu akupressieren,
werden Sie bald eine spürbare Besserung Ihres Hörvermögens
feststellen – es sei denn, Sie sind taub.

Eine weitere Möglichkeit, die Schwerhörigkeit mit Hilfe der
Akupressur zu bekämpfen, gibt es an den Füßen. Die Schwerhörigkeit entsteht nämlich häufig durch schlechte Kreislaufver-
hältnisse im Innenohr. Manchmal spielt auch eine chronische
Entzündung eine Rolle. Da hilft die Fußakupressur!

Die entsprechenden Punkte für die Ohren finden Sie *unterhalb der beiden kleinen Zehen*. Sie liegen *am Rand des Über-
ganges von den unteren Zehengelenken zum Fußballen*. Diese
Stellen müssen kräftig mit dem Daumen massiert werden. Stoßen Sie dabei auf eine Region, die stechend schmerzt oder
auch nur mäßig weh tut, so ist dies ein Beweis, daß mit Ihren
Ohren etwas nicht in Ordnung ist, aber auch ein Indiz dafür,
daß sich vielleicht noch etwas heilen läßt. Akupressieren Sie
diese Punkte an beiden Füßen nur einmal pro Tag – etwa zehn
Minuten lang. Dagegen sollten die nachfolgend beschriebenen
Stellen mindestens dreimal täglich massiert werden ...

Ertasten Sie mit dem Finger *an der Außenseite des Fußes –
in der Mitte zwischen Knöchel und Fersenende* – eine Region,
die beim Fingerdruck schmerzt. Diese Region massieren Sie
zwei Minuten bei mittelstarkem Druck in Richtung Knöchel.
Aber das ist noch nicht alles, denn anschließend müssen Sie
die gegenüberliegende Fußseite, also die Innenseite des Fußes,
ebenfalls in der Mitte zwischen Knöchel und Ferse, auch zwei
Minuten lang akupressieren. Behandeln Sie so zuerst den linken, anschließend den rechten Fuß.

Wer ein wenig geschickt ist und kräftige Finger besitzt, kann
beide Akupressurzonen gleichzeitig massieren, indem er *von
hinten um den Fuß greift* und mit Daumen und Zeigefinger
gleichzeitig tätig wird. Sofortwirkungen sind allerdings nicht
zu erwarten – es handelt sich um ein Langzeitprogramm, das
jedoch hilft!

Schwindelanfälle

Wenn Ihr Gleichgewichtssinn gestört ist ...

Schwindelanfälle können verschiedene Ursachen haben. Manchmal wird das Gehirn zuwenig durchblutet, weil der Kreislauf zu schwach ist. Doch meist entsteht der Schwindel durch Störungen des sogenannten Labyrinths im Innenohr, wo sich der Gleichgewichtssinn befindet.

Bei Schwindelgefühlen scheint sich die Umwelt des Betroffenen zu drehen, so daß er sich gezwungen fühlt, sich mitzudrehen. Sein Gang wird unsicher, der Boden schwankt unter den Füßen, die Augen bewegen sich ruhelos, aber rhythmisch hin und her. Dazu können Erbrechen und Übelkeit kommen. Die Zusammenarbeit der einzelnen Bewegungsabläufe wird nicht mehr genügend koordiniert, und der Betroffene neigt dazu, hinzufallen. Sein verlorenes Blickfeld und sein gestörter Orientierungssinn kehren erst dann zurück, wenn die Ursache des Schwindelanfalls beseitigt ist und sich die Lage des Erkrankten stabilisiert hat.

Auch bei Auto-, Bahn-, Luft- und Seereisen kann das Gleichgewichtsorgan überreizt werden. Diese Reaktion erfolgt durch die andauernden, unregelmäßigen Beschleunigungsreize, die auch das vegetative Nervensystem – unter anderem das Brechzentrum – beeinflussen. Die Stärke des jeweiligen Schwindelanfalls hängt von der Verfassung des betroffenen Menschen, der Kraft und dem Tempo der Bewegung und der Dauer der Reise ab. Übelkeit, Erbrechen, Kopfschmerz, völlige Apathie sind die hauptsächlichsten Symptome, die meist sofort mit der Ankunft am Ziel verschwinden. Zwar gibt es Tabletten gegen Schwindelanfälle – aber auch die Akupressur kann diese Beschwerden verscheuchen ...

Sollten Sie einmal von einem Schwindelanfall überrascht werden, dann legen Sie den Zeige- und Mittelfinger der linken Hand *unter Ihren Bauchnabel*. Nun müssen Sie zehnmal hintereinander mit dem Zeigefingernagel der rechten Hand kräftig in den Punkt hineinstechen, der sich in der Bauchmitte unter dem Mittelfinger befindet.

Leiden Sie jedoch unter häufig auftretenden Schwindelanfällen, empfehlen sich zur Vorbeugung folgende Akupressurbe-

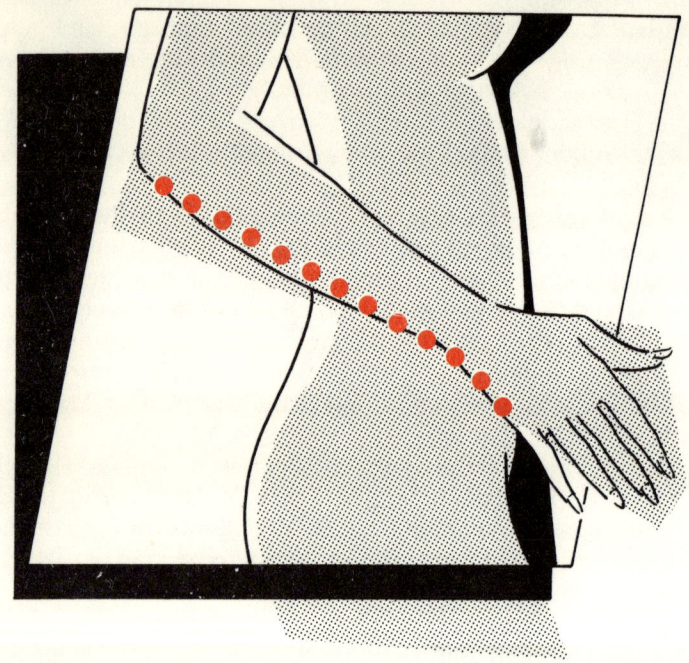

Schwindelanfälle

Stellen Sie sich *eine Linie vom Knöchel des kleinen Fingers bis zum Ellenbogen* vor, und akupressieren Sie diese von unten nach oben.

handlungen, die Sie dreimal täglich jeweils zehn Sekunden lang mit leichtem Klopfen auf beiden Körperseiten durchführen sollten:

○ Stellen Sie sich *eine Linie vom Knöchel des kleinen Fingers bis zum Ellenbogen* vor, und akupressieren Sie diese von unten nach oben.

○ Beklopfen Sie mit den Kuppen der Mittelfinger *Ihre Stirn einen Fingerbreit über den Innenseiten Ihrer beiden Augenbrauen.*

○ Legen Sie Ihren Mittelfinger zur Ohrmitte so neben das Ohr, daß er *gerade noch die Muschel berührt.* Wenn Sie nun etwas fester zudrücken, werden Sie *eine Mulde* spüren. Sind die Schwindelgefühle nicht so stark, genügt ein leichtes Klopfen – bei schweren Fällen sollten Sie jedoch fest pressen und die Haut zwischen den Knochen hin- und herschieben, so daß der Druck bis ins Innenohr, also ins Gleichgewichtszentrum, ausstrahlt.

○ Bei sehr oft auftretenden Schwindelanfällen müssen Sie *von der Ohrmitte aus* mit den Kuppen der Mittelfinger *in Richtung Hinterkopf* tasten. Auf halbem Weg dorthin finden Sie *eine Mulde* – sie muß dreimal täglich eine halbe Minute lang kräftig gepreßt werden.

○ Folgender Punkt hilft Ihnen besonders, wenn Ihnen im Auto, in der Eisenbahn, im Flugzeug oder auf dem Schiff schwindelig wird: Tasten Sie *auf Ihrer Brust* nach unten, bis sie die *fünfte Rippe* erreicht haben, die sich etwa *eine Handbreit oberhalb des Bauchnabels* befindet. Nun beklopfen Sie die inneren Spitzen der fünften Rippe – aber nur leicht, sonst wird Ihnen übel!

Schwitzen

Wenn Sie sich selbst »nicht mehr riechen« können ...

Jeder Mensch hat rund drei Millionen Schweißdrüsen: Sie sind das Ausscheidungsorgan der Haut. Die Verdunstung von Wasser verhindert den Temperaturanstieg im Körper, und außer-

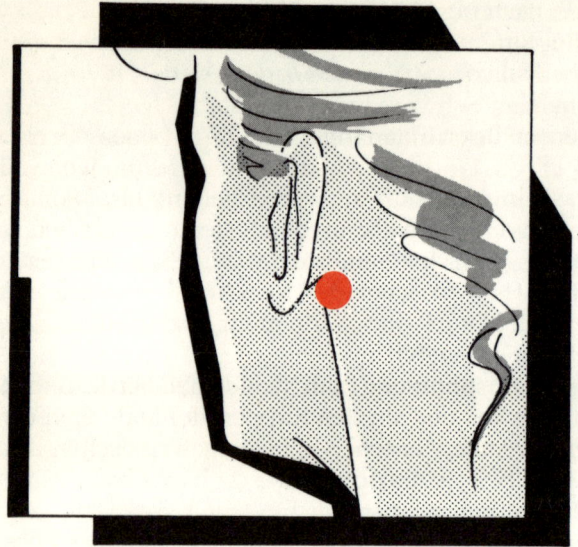

Schwitzen

Fassen Sie mit den Zeigefingern *in Ohrläppchen-höhe etwa einen Fingerbreit hinter Ihren Ohren an den Schädel,* und massieren Sie die dortigen Punkte etwa drei Minuten lang.

dem enthält der Schweiß Kochsalz, Harnstoff, Harnsäure und Fettsäuren. Man kann also durch Schwitzen die Nieren etwas entlasten.

Aber die Schweißdrüsen sind nicht alle gleich – man unterscheidet zwischen großen und kleinen. Die großen sind die Duftdrüsen und befinden sich in den Achselhöhlen, den Warzenhöfen der Brüste, im Bereich der Geschlechtsorgane und am After. Ihre Sekretion setzt erst unter dem Einfluß der Geschlechtsdrüsen mit der Pubertät ein.

Die kleinen Schweißdrüsen arbeiten dagegen von Geburt an. Aus den Rückständen Ihres Schweißes bildet sich ein Säuremantel, der das Eindringen von Bakterien verhindert, weil diese in dem »sauren Milieu« zugrunde gehen. Also Vorsicht: Zu häufiges Waschen mit alkalischen Seifen oder ähnlich wirkenden Mitteln kann den Säuremantel zerstören und durchlässig machen.

Unter uns gibt es eine ganze Menge von »Autogen-Schweißern«, deren körperlich anstrengende Tätigkeit zu einer erhöhten Schweißabsonderung führt, weil sich damit der Organismus bemüht, die bei der Muskelarbeit entstehende Körperwärme abzugeben. Auch Menschen mit Übergewicht schwitzen leichter, weil sie beim Transport ihres erhöhten Gewichts gezwungen sind, vermehrte körperliche Arbeit zu leisten. Zuweilen wird auch die Wärmeabgabe durch die kräftige Fettschicht erschwert.

Normalerweise verdunstet beim menschlichen Körper – auch bei grimmiger Kälte – pro Tag etwa ein knapper halber Liter Flüssigkeit als Schweißabsonderung. Bei hoher körperlicher Anstrengung und extremer Luftfeuchtigkeit kann die Sekretion der Schweißdrüsen auf fünf Liter, in besonders zugespitzten Fällen sogar auf zehn Liter ansteigen. Solche Flüssigkeitsverluste lassen sich durch Deodorants auf keinen Fall beeinflussen, dagegen muß bei derartigen Bedingungen (Arbeit unter großer Hitze) für ausreichenden Flüssigkeits- und Mineraliennachschub – hier vor allem Kochsalz – gesorgt werden, weil dies für den Stoffwechsel dringend notwendig ist.

Aber ein übermäßiges Schwitzen kann auch recht lästig sein. Besonders jene Menschen, bei denen die großen Duftdrüsen übermäßig stark arbeiten, leiden darunter, denn man kann sie trotz ihrer Bemühungen um Reinlichkeit einfach »nicht rie-

chen« – oder eben gerade um so stärker! Diese Menschen
sollten versuchen, mit Hilfe der Akupressur ihre Schweißaus-
brüche einzudämmen ...

Fassen Sie mit den Zeigefingern *in Ohrläppchenhöhe etwa
einen Fingerbreit hinter Ihren Ohren an den Schädel*, und
massieren Sie die dortigen Punkte etwa drei Minuten lang.
Wenn Sie rechts akupressieren, tritt die Wirkung schneller ein,
massieren Sie dagegen links, hält sie länger an.

Für die weiteren Punkte benötigen Sie einen Partner. Legen
Sie sich auf den Bauch, und anschließend sucht Ihr Partner
einen Punkt, der *zwischen dem zweiten und dritten Lendenwirbel* liegt. Diese Region muß mindestens drei Minuten lang
mit mittelstarkem Druck nach oben akupressiert werden. Aber
das ist noch nicht alles – anschließend kommt noch Ihr verlän-
gerter Rücken dran: Dort, *wo die Gesäßfalte endet*, muß Ihr
Partner zwei Punkte, die sich jeweils *einen Fingerbreit links
und rechts des Faltenansatzes* befinden, mit den Daumen drei
Minuten lang nach unten massieren. Beide Akupressuren am
Rücken sollten Sie zweimal täglich durchführen lassen, am
besten einmal morgens und einmal am Abend.

Sodbrennen
Die Akupressur verspricht Erfolg

Eine üppige Mahlzeit kann bei Menschen mit empfindlichem
Magen oft Sodbrennen auslösen. Dabei handelt es sich um
einen empfindlichen Schmerz in der Magengrube und der Speiseröhre, der entsteht, wenn Magensäure in die Speiseröhre
gelangt. Dieser Magensaftfluß gegen die normale Richtung
kann von zwei Funktionen verursacht werden: Der Druck im
unteren Teil der Speiseröhre läßt nach, oder der muskulöse
Verschluß zwischen Speiseröhre und Magen ist zu schwach.

Es gibt aber noch andere Faktoren, die ein Entstehen von
Sodbrennen noch erheblich begünstigen. Dazu gehören insbesondere Streß, Nikotin, Alkohol, Übergewicht und zu fettes
Essen. Wer zu Sodbrennen neigt, sollte keinen engen Gürtel
tragen und sich nach dem Essen möglichst nicht bücken.

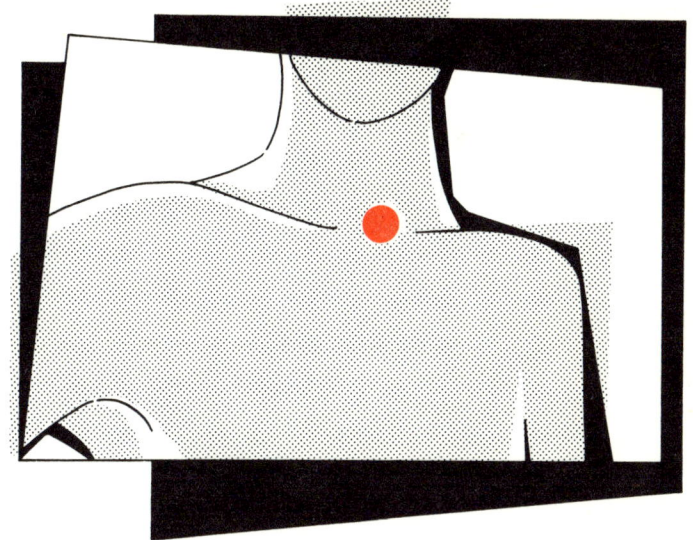

Sodbrennen

Den wichtigsten Punkt finden Sie *unter Ihrem Kehl-kopf*. Wenn Sie hier mit Ihrem Zeigefinger langsam herunterfahren, kommen Sie *in eine Vertiefung,* und zwar dort, *wo das Brustbein beginnt.*

Nahrungsmittel, die besonders leicht Sodbrennen auslösen, sind hauptsächlich: Fette aller Art, Milch, aber auch Tomaten, Zitrusfrüchte und -säfte, ferner Gewürze, Pfefferminze und Schokolade, frisches Hefegebäck und ähnliches.

Was kann man nun gegen Sodbrennen tun? Tritt es immer wieder sehr heftig auf, muß auf jeden Fall ein Arzt zu Rate gezogen werden, denn hinter den Schmerzen kann sich auch ein Herzinfarkt verbergen! Und bei leichten, nur selten vorkommenden Fällen? Da kann man natürlich Tabletten schlukken. Manche Ärzte meinen auch, im Notfall könne – wenn kein geeignetes Medikament zur Hand sei – ein Bonbon ohne Minzegeschmack helfen. Wenn der Bonbon langsam gelutscht werde, rege dies die Speichelproduktion an, und der vermehrte Speichel lindere die Reizungen in der Speiseröhre.

Abgesehen davon, daß man nun auch nicht immer ein Bonbon zur Hand hat, verspricht hier die Akupressur mehr Erfolg ...

Den wichtigsten Punkt finden Sie *unter Ihrem Kehlkopf.* Wenn Sie mit Ihrem Zeigefinger langsam herunterfahren, kommen Sie *in eine Vertiefung*, und zwar dort, *wo das Brustbein beginnt.* Genau auf diese Stelle müssen Sie kräftig drücken, aber nicht in den Hals hinein, sondern gegen den Knochen, damit Sie sich nicht selbst die »Luft abdrehen«. Pressen Sie Ihren Finger dreimal auf diese Stelle – und falls Sie des öfteren vom Sodbrennen heimgesucht werden, machen Sie diese Übung am besten dreimal am Tag zur Vorbeugung.

Sollte diese Akupressur jedoch nicht den gewünschten Erfolg bringen, müssen Sie noch zwei weitere Punkte behandeln: Wenn Sie mit den Zeige- oder Mittelfingern beider Hände *vom Brustbein aus nach außen tasten*, spüren Sie bald unter der Haut zwei Knochen – *die Schlüsselbeine.* Und wenn Sie diese Knochen weiter in Richtung Schulter fahren, werden Sie schnell feststellen, daß die Schlüsselbeine leicht nach oben gebogen sind. Dort, an der *obersten Stelle der Wölbung*, sind die Punkte, die Sie nun drei Minuten lang gleichzeitig mit kräftigem Druck nach oben hin akupressieren müssen – und zur Vorbeugung ebenfalls dreimal täglich.

Einige Akupresseure schwören aber auf eine Behandlung, die nahe am Verursacher des Sodbrennens liegt: dem Magen. Legen Sie sich auf den Rücken, entspannen Sie sich völlig, und legen Sie Zeige-, Mittel- und Ringfinger beider Hände *unter das Brustbein* – dorthin, *wo sich die Magengrube befindet*. Nun drücken Sie gleichzeitig mit allen sechs Fingern zwei- oder dreimal nur leicht in diese Grube hinein – und rücken dann *drei Fingerbreit tiefer*, wo Sie wieder zwei-, dreimal drük- ken. So geht es weiter, bis Sie kurz über dem Nabel angelangt sind – und dann legen Sie beide Hände sanft *auf die Magenge- gend* und massieren nur mit sanftem Druck drei Minuten lang.

Streß

Wenn die Anspannung zu groß wird ...

Streß versetzt unseren Körper sozusagen in einen Alarmzu- stand: Er wird durch Umweltreize und -signale zur Höchstlei- stung angeregt – und der Organismus muß dann aus völliger Ruhe sofort eine solche Leistung erzielen. Dafür wird er durch hormonelle Faktoren (erhöhte Adrenalinausstöße) vorbereitet, die Blutverteilung ändert sich, die Muskeln werden mit mehr Blut versorgt. Als Energie wird mehr Blutzucker bereitgestellt, und das vegetative Nervensystem wird umreguliert, indem alle Prozesse zur raschen Energiegewinnung aktiviert sind. Der Herzschlag nimmt zu, der Blutdruck steigt, um die Versorgung des Kreislaufs zu verbessern. All das ist eine Reaktion auf einen alarmierenden Umwelteinfluß.

Kommt es nun zu einer Phase erhöhter Beanspruchung (zum Beispiel durch einen komplizierten Arbeitsvorgang, durch Reaktion bei einem Rededuell, durch sportlichen Wettkampf), dann trägt die Streßreaktion dazu bei, den Körper auf diese vermehrte Anforderung vorzubereiten. In dieser Widerstands- phase läuft die Anpassungsreaktion des Organismus in voller Stärke. Gelingt die Anpassung nicht, dann können die mobili- sierten Kräfte sich schließlich erschöpfen und zusammenbre- chen. Sie können aber auch ziellos an dem ihnen gesetzten Widerstand »vorbeischießen« und großen Schaden anrichten. Die Effekte sind dann Stoffwechsel- und Kreislaufzusammen- brüche, Geschwüre in Magen oder Darm, Entzündung der Gefäße und anderes mehr.

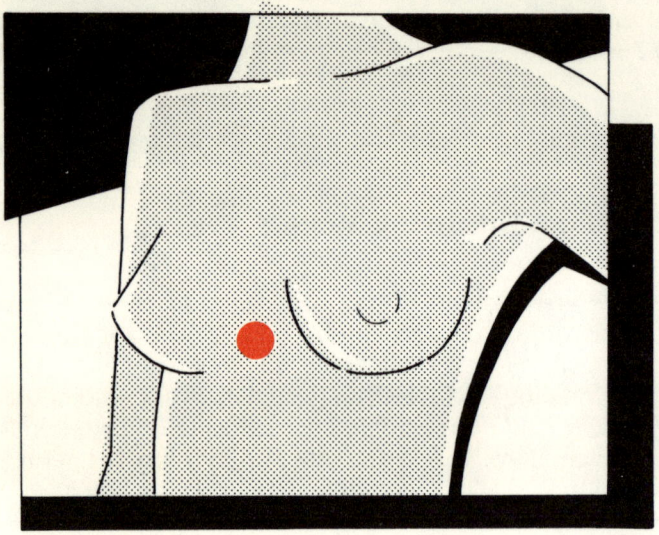

Streß

Tasten Sie genau in der Körpermitte Ihren Brustkorb ab. Dort, wo der Hals aufhört, beginnt das
Brustbein, das nach unten in Richtung Bauchnabel
verläuft. Der Knochen des Brustbeins endet mit
dem sogenannten *Schwertfortsatz*.

Leiden Sie oft unter zu schnellen und kräftigen Herzschlägen? Schwitzen Sie sehr, besonders unter den Armen und an den Innenflächen der Hand? Müssen Sie oft die Toilette aufsuchen? Leiden Sie unter Appetitlosigkeit, Schlafstörungen und Kopfschmerzen? Denken Sie oft an *alle* ungelösten Aufgaben, anstatt eine nach der anderen durchzudenken? Schieben Sie unangenehme Termine und Aufgaben immer weiter vor sich her? Betäuben Sie sich oft mit Alkohol und Beruhigungsmitteln? Ja? Dann stehen Sie mächtig unter Streß! Und damit Sie eines Tages nicht »zusammenklappen«, sollten Sie die nachfolgenden Akupressurbehandlungen durchführen, um wieder ein ruhiger Mensch zu werden ...

Tasten Sie genau in der Körpermitte Ihren Brustkorb ab. Dort, wo der Hals aufhört, beginnt das Brustbein, das nach unten in Richtung Bauchnabel verläuft. Der Knochen des Brustbeins endet mit dem sogenannten *Schwertfortsatz*. Darunter stoßen Sie mit Ihren Fingern nicht mehr gegen einen harten Knochen, sondern in nachgebendes Fleisch.

Haben Sie nun den Schwertfortsatz gefunden, so gehen Sie *vier Fingerbreit wieder nach oben*. Genau dort ist der Punkt, den Sie nun mit Zeige- und Mittelfinger kräftig nach oben massieren, und zwar mindestens fünf Minuten lang.

Aber mit der Brustakupressur allein ist es nicht getan! Sie hat nur einen Sinn, wenn Sie hinterher sofort Ihren Kopf behandeln: Ertasten Sie *auf der Mitte Ihrer Schädeldecke eine kleine Vertiefung, die zwei bis drei Fingerbreit hinter einer gedachten Linie zwischen beiden Ohrenoberrändern* zu finden ist. Auch diesen Punkt müssen Sie kräftig massieren, und zwar in Richtung Stirn – ebenfalls fünf Minuten lang. Beide vorgenannten Übungen sollten Sie dreimal täglich durchführen.

Eine weitere Akupressur gegen Streß eignet sich besonders für jene Situationen, in denen Sie nicht alleine sind: Während Sie auf einem Stuhl sitzen, legen Sie *beide Hände auf die Knie* und massieren ganz unauffällig beide Punkte, die sich *unter Ihren Ringfingerspitzen* befinden. Nicht zu kräftig, immer nach unten – und nach fünf bis zehn Minuten läßt der Streß merklich nach.

Trigeminusneuralgie
Beugen Sie auf jeden Fall vor!

Die Beschwerden kommen wie ein Blitz aus heiterem Himmel:
Plötzlich schießt in eine Gesichtshälfte ein heftiger Schmerz,
der Sekunden, aber auch Minuten anhalten kann, und manchmal zieht er sich sogar über Stunden hin. Anschließend hat
der Betroffene für Wochen oder auch Monate Ruhe – bis sich
die Schmerzattacke eines Tages ebenso unerwartet wiederholt.

Solche Anfälle sind typisch für die sogenannte Trigeminusneuralgie. Sie tritt immer einseitig auf, bevorzugt auf der rechten Gesichtshälfte – und sie quält Frauen öfter als Männer. Für
die Entstehung einer Trigeminusneuralgie gibt es verschiedene
Ursachen: Meist handelt es sich um eine Störung der elektri-
schen Leitfähigkeit des Trigeminusnervs (das ist der im Mittel-
hirn entspringende fünfte Hirnnerv, der sich in drei Hauptäste
gabelt), der mit einem der begleitenden Blutgefäße zusammen-
hängt. Dann übt diese Arterie einen Druck auf die Nerven-
scheide aus, wodurch diese dünner wird und eine Art Kurz-
schluß erleidet.

Die Trigeminusneuralgie befällt meist jene Menschen, die
das fünfzigste Lebensjahr überschritten haben. Die Auslöser
der Beschwerden sind so alltägliche Dinge wie Kauen, Spre-
chen, Niesen, Gähnen – aber auch eine Berührung oder Kälte
können schuld sein. Daneben kann eine Trigeminusneuralgie
als Symptom anderer Erkrankungen auftreten, zum Beispiel
bei Fehlbildungen, Verletzungen oder entzündlichen Prozes-
sen (vor allem an den Zähnen), aber auch bei gut- oder bösarti-
gen Geschwulsten. Ferner weiß man heute, daß sowohl die
multiple Sklerose als auch Stoffwechselkrankheiten eine Trigeminusneuralgie auslösen können.

Für den Arzt ist die Diagnose leicht zu stellen, weil die vom
Patienten genannten Beschwerden zu typisch sind. Und er
kann mit Medikamenten helfen, die allerdings sehr stark sind
und Nebenwirkungen wie Schwindel und Benommenheit verursachen. Auch können diese Arzneien den Magen und den
Darm reizen. Ist eine Behandlung mit Medikamenten jedoch
erfolglos, hilft nur noch eine Operation. Dabei muß jene pulsie-

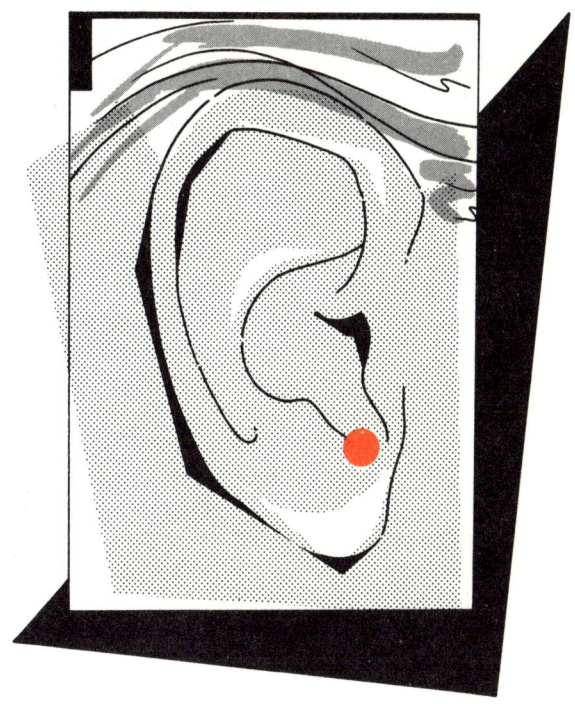

Trigeminusneuralgie

Den wichtigsten Punkt finden Sie *an dem Ohrläpp-chen auf jener Seite, wo die Schmerzen auftreten.*

rende Ader, durch die der Gesichtsnerv gereizt wird, verlagert werden. Aber ein solcher Eingriff kann schlimme Folgen haben: Das Gesicht kann gelähmt und gefühllos werden.

Gibt es nun eine Möglichkeit, eine Trigeminusneuralgie ohne Medikamente zu behandeln? Aber ja – mit Hilfe der Akupressur ...

Den wichtigsten Punkt finden Sie *an jenem Ohrläppchen auf der Seite, wo die Schmerzen auftreten*. Nehmen Sie es zwischen Daumen und Zeigefinger, und drücken Sie *auf den harten Wulst, der sich oberhalb des Ohrläppchens* befindet. Pressen Sie ihn fünfmal hintereinander sehr kräftig zusammen, auch wenn es weh tut. Kurz darauf wird Ihr Gesicht sogar mehr schmerzen, aber nur kurze Zeit, denn danach werden die Beschwerden recht schnell abklingen. Führen Sie die Übung dreimal täglich zur Vorbeugung durch.

Zwei weitere Punkte finden Sie *an den Innenseiten Ihrer Augenbrauen*. Massieren Sie diese Stellen gleichzeitig mit beiden Mittel- oder Zeigefingern nach oben, und zwar dreimal täglich mindestens drei Minuten lang.

Sind Ihre Trigeminusanfälle besonders heftig, sollten Sie zu den vorgenannten Punkten noch zwei weitere behandeln, die sich an Ihren Handgelenken befinden. Um diese Stellen zu finden, müssen Sie zuerst beide *Daumen und Zeigefinger voneinander spreizen* und dann die Hände ineinanderlegen. Dort, *wo jetzt Ihr Zeigefinger* liegt, ist der Punkt, den Sie nun kräftig im Kreis massieren müssen – ebenfalls drei Minuten lang und dreimal am Tag, auch wenn Sie gerade keine Schmerzen haben ... Doch Sie wissen ja: Vorbeugen ist besser als Heilen.

Übergewicht

Vorsicht bei Diäten!

Jeder dritte Erwachsene wiegt zuviel! Das ist gefährlich, weil ein deutliches Übergewicht das Risiko erhöht, krank zu werden – unter anderem an Gicht, Diabetes oder einem Gefäßleiden. Oftmals droht auch der Herzinfarkt. Doch sind diese gesundheitlichen Gründe – besonders bei den Frauen – weni-

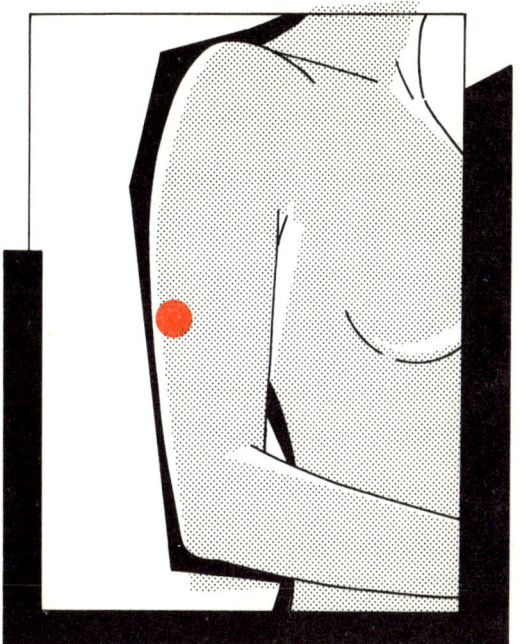

Übergewicht

Leiden Sie wieder einmal unter großem Hunger, dann suchen Sie sofort an Ihrem *linken Oberarm die genaue Mitte zwischen Schulterspitze und Ellenbogen.* Und nun ertasten Sie einen Punkt, der in der *Armseitenmitte* liegt.

ger das Motiv, um abzuspecken. Nicht wenige lassen sich vielmehr von den gesellschaftlichen Schönheitsidealen beeinflussen. Schlankheitskuren sind nämlich groß in Mode, und fast täglich werden neue, Wunder versprechende Diäten und Kuren angeboten. Aber sie sind bei weitem nicht alle wirksam, und statt zu helfen, können sie oftmals sogar schaden. Denn nicht immer wird beim Zusammenstellen des Speiseplans auf die lebensnotwendige Versorgung mit Nährstoffen geachtet. Die Folge: Man ist schlank, aber krank!

Es ist aber nun einmal eine bekannte Tatsache, daß Speck nur dann schmilzt, wenn die Energie-, das heißt die Nahrungszufuhr verringert wird. Doch wenn man weniger ißt, nimmt man automatisch weniger Vitamine, Mineralstoffe und Spurenelemente zu sich. Besonders drastisches Hungern kann deshalb gefährlich werden. Und davor warnen die Mediziner immer wieder, weil bei dieser Radikalkur die geringen körpereigenen Reserven an einigen wasserlöslichen Vitaminen sehr schnell erschöpft sind. Aber der Organismus ist gerade auf sie besonders angewiesen, weil ihre Aufgabe die Aufrechterhaltung des Nervensystems und die Blutbildung ist.

Die ersten Zeichen einer Unterversorgung werden von den Betroffenen meist nicht erkannt. Wenn sie schnell müde werden, unter Konzentrationsschwäche leiden und sich abgeschlagen fühlen, meinen sie oft, andere äußerliche Einflüsse seien daran schuld. Meist finden sie sich mit den Beschwerden ab und hoffen, daß alles von selbst wieder vergeht. Da es sich aber nicht selten um eine unzureichende Vitaminzufuhr handelt, kann das Wohlbefinden einfach und schnell durch entsprechende Maßnahmen wiederhergestellt werden.

Sollten Sie also eine Schlankheitskur planen, müssen Sie sorgfältig auf die Nahrungsauswahl achten. Außerdem ist die schonende Zubereitung wichtig, damit soviel Mineralien und Vitamine wie möglich erhalten bleiben.

Doch was hilft all der gute Wille, wenn man beim Abnehmen immer wieder vom Hungergefühl geplagt wird? Viele Menschen, die schlank werden wollen, brechen ihre Diät ab, weil sie von der Eßlust übermannt werden. Aber Sie können sich gegen den knurrenden Magen wehren – die Akupressur macht's möglich ...

Leiden Sie wieder einmal unter großem Hunger, dann suchen

Sie sofort an Ihrem *linken Oberarm die genaue Mitte zwischen Schulterspitze und Ellenbogen*. Und nun ertasten Sie einen Punkt, der in der *Armseitenmitte* liegt und massieren ihn eine Minute lang kreisförmig. Anschließend machen Sie dasselbe am rechten Arm – und wiederholen diese Übung, sowie sich die Eßlust wieder einstellt.

Sie können Ihre Schlankheitskur mit der Akupressur auch unterstützen, indem Sie einen Punkt behandeln, der *zwei Fingerbreit unter Ihrem Nabel* liegt. Drücken Sie fünfmal hintereinander kräftig auf diese Stelle, auch wenn es schmerzt – und machen Sie diese Übung jeweils eine Stunde nach dem Essen. Diese Akupressur bewirkt, daß Ihr Körper vom Wasser, das sich bei Menschen mit Übergewicht angesammelt hat, befreit wird.

Zwei weitere Punkte befinden sich *in der Mitte der untersten Rippen*. Massieren Sie diese gleichmäßig und kreisförmig nur sanft zwei Minuten lang dreimal pro Tag – am besten jeweils eine halbe Stunde vor dem Essen.

Unfruchtbarkeit
Sie haben mehrere Behandlungsmöglichkeiten

10 bis 15 Prozent der Ehen bleiben gegen den Willen der Partner kinderlos. Die Ursachen der Sterilität reichen von zu seltenen Begegnungen der Ehepaare und der Unkenntnis der fruchtbaren Tage bis zu physischen Hindernissen, vom Ungeschick beim Vollzug des Beischlafs bis zu ernsthaften Störungen. So ist es unter anderem möglich, daß das weibliche Ei nicht richtig reift – und dann kann es vom männlichen Samen auch nicht befruchtet werden. Die beiden Eileiter können auch verklebt oder verwachsen sein, und sogenannte Letalfaktoren können ebenfalls eine Rolle spielen. Dabei handelt es sich um Erbeigenschaften, die das werdende Kind schon im Embryonalstadium absterben lassen. Es kommt dann zu Totgeburten, die eine Frau seelisch ganz erheblich belasten.

Schließlich kann auch eine Unverträglichkeit der männlichen und weiblichen Sekrete vorliegen. Das Ergebnis : Eine Befruch-

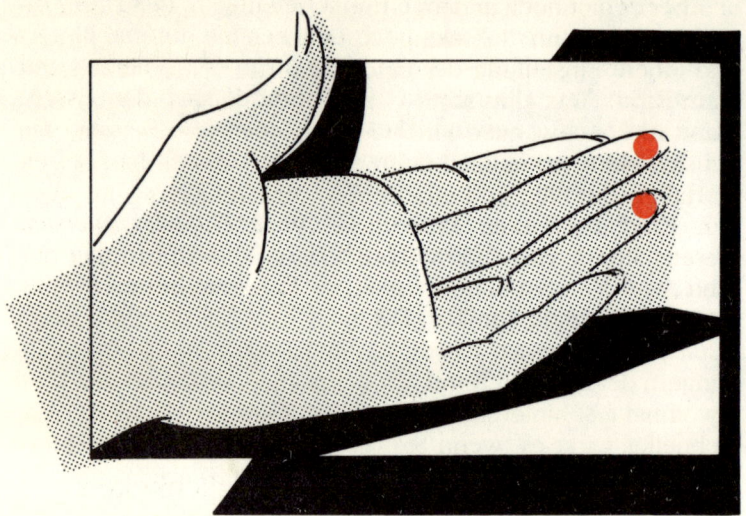

Unfruchtbarkeit

Die wichtigsten Punkte sind in diesem Fall die *Kuppen der Mittelfinger.*

tung mit dem eigenen Mann kommt nicht zustande – sie könnte aber jederzeit mit einem anderen Partner erfolgen.

Verwachsene oder verklebte Eileiter müssen vom Chirurgen behandelt werden. Da hat es überhaupt keinen Sinn, die Akupressur anzuwenden. Auch Letalfaktoren und Unverträglichkeit der Sekrete lassen sich durch die Akupressur keinesfalls beheben.

Aber es gibt noch andere Gründe, warum ein Ehepaar keine Kinder bekommt: Jahrelange Gewöhnung an die Pille oder die innere Einstellung der beiden Partner: »Nein, wir wollen kein Kind!« Das alles kann dazu führen, daß eine Frau auch dann nicht schwanger wird, wenn sie die Pille abgesetzt hat, da sich beide schließlich doch ein Kind wünschen.

Haben die Pille und eine innere physische Abwehr gegen ein Kind bestimmte körperliche Funktionen außer Kraft gesetzt, können sie durch die Akupressur wieder aktiviert werden ...

Die wichtigsten Punkte sind in diesem Fall die *Kuppen der Mittelfinger.* Pressen Sie diese jeweils kräftig zwischen zwei Fingern der anderen Hand fest zusammen, und zwar zehn- bis zwölfmal fest hintereinander – jeden Tag mindestens dreimal. Schneller wirkt es, wenn Sie dies fünf- bis siebenmal täglich machen.

Die Kuppen der Mittelfinger sind jedoch nicht die einzigen Punkte, die behandelt werden müssen. Es folgen drei Stellen auf den Innenflächen der Hände. Sie liegen in *einer geraden Linie zwischen der Wurzel der Mittelfinger und den Handgelenken.* Am besten und einfachsten ist es, wenn Sie mit dem Zeigefinger der anderen Hand unterhalb des Mittelfingers am Handgelenk ganz leicht klopfen, also zum Herzen hin. Auch diese Akupressur sollte mehrmals am Tag durchgeführt werden, und zwar jeweils zwanzig Sekunden lang.

Als nächstes folgt die *Schilddrüse.* Sie beeinflußt neben anderen Drüsen im Körper auch die weiblichen Hormondrüsen. Es darf hier aber nur sehr sanft geklopft werden, weil die Schilddrüse überaus empfindlich ist. Ein ganz leichtes Klopfen mit dem Mittelfinger genügt vollkommen, um ihre Tätigkeit anzuregen.

Diese Schilddrüsen-Akupressur sollte nur einmal täglich durchgeführt werden, und zwar zehn bis zwanzig Sekunden.

Die letzte Stelle, die bei einer vorwiegend seelisch bedingten Unfruchtbarkeit behandelt werden sollte, liegt *in der Mitte zwischen dem Bauchnabel und dem Ansatz der Schamhaare.* Hier können Sie sich sehr einfach akupressieren, indem Sie die ganze Handfläche leicht auflegen und die Wärme, die von Ihrer Hand ausgeht, nach innen strömen lassen: fünf bis zehn Minuten lang, und zwar zweimal am Tag, am besten morgens und abends im Bett. Der Vorteil dieser Übung: Die Wärme wirkt entspannend und kann Verkrampfungen lösen.

Vergeßlichkeit

Trainieren Sie Ihr Gehirn!

Jeder von uns vergißt mal etwas. Geschieht dies in jungen Jahren, wird entschuldigend von »Schusseligkeit« gesprochen. Ist hingegen davon ein älterer Mensch betroffen, heißt es sofort: »Typische Verkalkung!«.

Beides kann falsch sein. Nach den neuesten wissenschaftlichen Erkenntnissen sind nachlassende Merk- und Konzentrationsfähigkeit nur in rund 20 Prozent aller Fälle auf eine Arteriosklerose, also eine Verengung der das Gehirn versorgenden Blutgefäße, zurückzuführen. Dagegen können auch viele andere Krankheiten eine Rolle spielen, wenn das Gehirn nicht mehr ausreichend mit Blut, Hormonen, Nähr- und Sauerstoff versorgt wird.

Oft verstecken sich hinter der Vergeßlichkeit auch Stoffwechselstörungen in der Bauchspeicheldrüse, den Nieren oder der Leber. Auch Erkrankungen der Lunge und Schilddrüse oder des zentralen Nervensystems, schwere Infektionen, Schädel-, Hirnverletzungen und Verbrennungen kommen als Auslöser in Frage. Ferner sollte man bedenken, daß die Funktionstätigkeit des Gehirns durch Mißbrauch von Suchtmitteln wie Alkohol, Nikotin sowie Drogen ganz besonders bedroht ist. Und gar nicht so selten wird das Gedächtnis durch Medikamente, vor allem Beruhigungs- und Schlafmittel, geschädigt.

Natürlich ist es nicht zu bestreiten, daß der naturgegebene biologische Abbau im Alter und die Erbfaktoren entscheidend

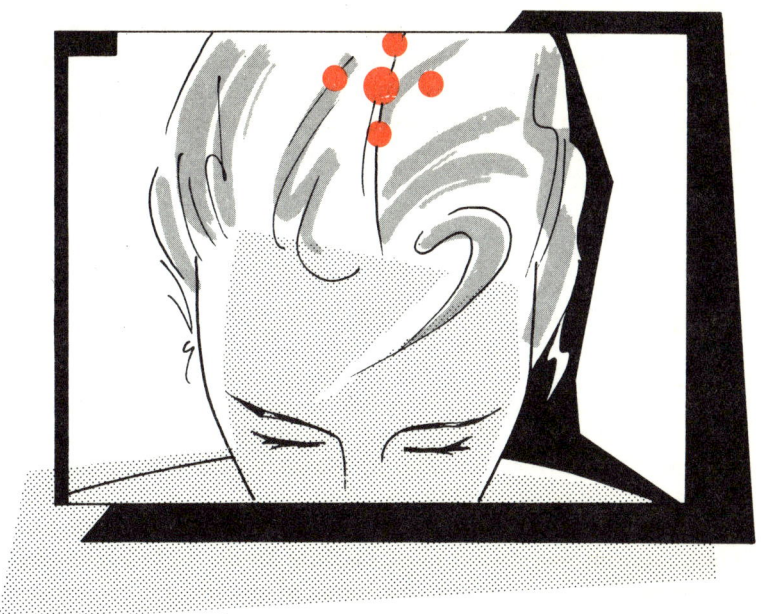

Vergeßlichkeit

Sie können Ihr Gehirn auch mit der Akupressur trainieren! Legen Sie Ihren Mittelfinger *auf Ihre Schädelmitte*, und zwar auf eine *gedachte Linie zwischen Ihren beiden Ohrspitzen.* Anschließend legen Sie die anderen Finger und Ihren Daumen auf jene Stellen, die sich jeweils *zwei Fingerbreit links und rechts von Ihrem Mittelfinger sowie davor und dahinter* befinden.

mitwirken, wenn Hirnleistungsstörungen auftreten. Widerlegt wurde aber die bisher gängige Theorie, daß von Geburt an jeden Tag rund einhunderttausend Gehirnzellen absterben würden. Dagegen haben umfangreiche Analysen gezeigt, daß die Verkleinerung des Gehirns mit wachsendem Alter nicht auf Verluste, sondern auf eine Schrumpfung der einzelnen Zellen zurückgeht – vermutlich weil mehr und mehr Wasser aus dem Gewebe verschwindet. Das erklärt auch die Erfolge besonders entwickelter Trainingsprogramme zur Steigerung der geistigen Leistungsfähigkeit. Mit den entsprechenden Büchern, Karten, Computerprogrammen konnten intellektuelle Ausfälle im Alter oder nach langer Krankheit deutlich vermindert werden – was bei abgestorbenen Gehirnzellen eigentlich unmöglich wäre.

Sie können Ihr Gehirn auch mit der Akupressur trainieren! Dazu legen Sie Ihren Mittelfinger *auf Ihre Schädelmitte*, und zwar auf eine *gedachte Linie zwischen Ihren beiden Ohrspitzen*. Anschließend legen Sie die anderen Finger und Ihren Daumen auf jene Stellen, die sich jeweils *zwei Fingerbreit links und rechts von Ihrem Mittelfinger sowie davor und dahinter* befinden, und akupressieren nun gleichzeitig diese fünf Punkte, indem Sie sie mit kräftigem Druck fünf bis zehn Minuten lang nach vorne massieren. Machen Sie diese Übung täglich dreimal.

Ein weiterer Akupressurpunkt gegen Vergeßlichkeit befindet sich auf Ihrem Bauch. Legen Sie Ihren Zeigefinger *zwei bis drei Fingerbreit genau unter Ihren Nabel*, und massieren Sie diese Stelle drei Minuten auch recht energisch nach oben – ebenfalls täglich dreimal.

Leiden Sie unter niedrigem Blutdruck, sollten Sie zusätzlich noch einen Punkt akupressieren, der sich *am Nagelbett Ihres Mittelfingers, an der zum Zeigefinger gerichteten Seite*, befindet. Sie müssen ihn aber in Richtung Ringfinger massieren, und zwar mit kräftigem Druck und mindestens drei Minuten lang – zuerst am linken, dann am rechten Mittelfinger. Ist Ihr Blutdruck dagegen hoch, dürfen Sie dort nur sehr sanft akupressieren. Auch diese Behandlung sollten Sie mindestens dreimal am Tag durchführen.

Verstopfung

Verzichten Sie auf Abführmittel!

Menschen, die unter Verstopfung leiden, haben oftmals einen gequälten Gesichtsausdruck – weil sie wollen, aber nicht können. Der Grund: Ihr Darm arbeitet nicht so, wie er sollte, weil der Inhalt zu lange im Verdauungskanal blieb. Der Stuhl wurde hart, denn bei dem langen Aufenthalt wurde ihm die letzte Feuchtigkeit entzogen. Oft lähmen auch Schokolade oder verfeinerte schlackenarme Kost aus Weißmehlprodukten die Tätigkeit des Darmes. Er braucht aber Ballaststoffe, grobes Brot, Obst, Gemüse, die die so wertvollen Stoffe für einen geregelten Stuhlgang enthalten.

Falsche Ernährung kann also die Ursache einer Verstopfung sein. Eine andere ist mangelnde Bewegung. Unser Organismus sollte jedoch stetig in Trab gehalten werden – so ist der beste Ausgleich für eine Tätigkeit, die vorwiegend im Sitzen gemacht wird, regelmäßige Gymnastik. Auch die seelische Verfassung spielt eine Rolle: Ärger und Kummer verklemmen den Stuhl, da man seine Probleme »nicht verdauen« kann. Und schließlich können Hämorrhoiden oder schmerzhafte Risse im Enddarm ein Entleeren des Darms zur »Hölle machen«, so daß man dieses »Geschäft« möglichst lange hinausschiebt.

Viele Menschen erziehen ihren Darm leider nicht zum täglichen Stuhlgang, obwohl die regelmäßige Entleerung nun einmal zum Stoffwechsel gehört, der uns am Leben erhält. Wieviel einfacher ist es doch da, zu Abführtabletten zu greifen! Naturheilärzte warnen jedoch vor diesen Präparaten: Sie sollten nur in besonders hartnäckigen Fällen angewandt werden, weil sie den Darm zu sehr reizen. Die Ärzte empfehlen dagegen Abführtees, Fruchtwürfel oder quellende Mittel wie Leinsamen. Zuweilen ist es aber recht kompliziert, die richtige Teemischung oder das passende Pflanzenpräparat herauszufinden. Versuchen Sie es daher doch einmal mit der Akupressur . . .

Legen Sie einen Zeige- und Mittelfinger an den *unteren Rand des rechten inneren Fußknöchels*, und schieben Sie dort die Haut drei bis fünf Minuten lang kräftig (!) hin und her. Danach wird der linke Fußknöchel ebenso akupressiert. Behandeln Sie diese Punkte morgens, mittags und abends.

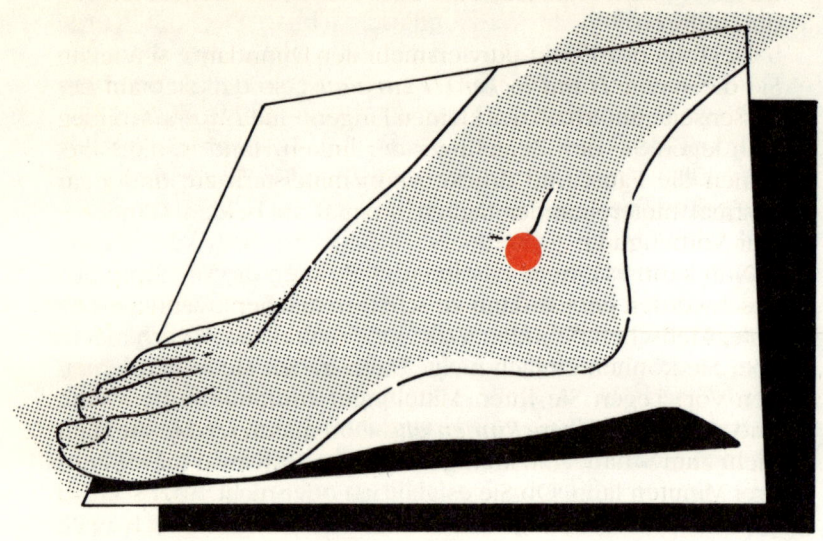

Verstopfung

Legen Sie einen Zeige- und Mittelfinger an den
unteren Rand des rechten inneren Fußknöchels.

Wollen Sie speziell Ihren Dickdarm auf Trab bringen, müssen Sie »handgreiflich« werden: Zuerst spreizen Sie den *Daumen der rechten Hand* von den Fingern ab und greifen mit der anderen Hand so dazwischen, daß der *linke Daumen auf dem rechten Handrücken* liegt. Nun pressen Sie mit dem Daumen fünfmal hintereinander ganz fest zu, und anschließend kommt die linke Hand dran. Auch das alles sollten Sie dreimal am Tag durchführen.

Der folgende Punkt aktiviert mehr den Dünndarm: Schließen Sie die *rechte Hand locker (!) zur Faust*, so daß sich auf der Außenseite unterhalb des kleinen Fingers eine *Hautfalte* bildet. Nun legen Sie den Zeigefinger der linken Hand in die Falte, öffnen die Faust und drücken nun mittelstark zu, und zwar fünfmal hintereinander täglich dreimal an beiden Händen – zur Vorbeugung.

Nun kann es einmal passieren, daß Ihnen die Verstopfungsbeschwerden gerade dann zu schaffen machen, wenn Sie sich unter Menschen befinden. Das Örtchen wäre auch vorhanden, aber Sie können einfach nicht! Dann gehen Sie folgendermaßen vor: Legen Sie Ihren Mittelfinger *hinter Ihr linkes Ohr*, und zwar *in die obere Rinnenseite*. Dort massieren Sie die Haut mehr zum Schädel hin kräftig nach oben, und zwar mindestens drei Minuten lang. Ob Sie es glauben oder nicht, aber so wird Ihr Dickdarm angeregt! Wollen Sie anschließend auch noch Ihren Dünndarm aktivieren, müssen Sie in gleicher Weise Ihr rechtes Ohr akupressieren.

Wechseljahre

Wie Sie diese Zeit ohne große Probleme überstehen ...

Das »Klimakterium« ist keine Krankheit, sondern eine Umstellung des weiblichen Organismus, die durch das frühe und isolierte Altern der Eierstöcke ausgelöst wird. Leider glauben auch heute noch viele Frauen, daß sie dann für ihren Partner uninteressant geworden sind und zum »alten Eisen« gehören.

Stimmt nicht! Auch nach den Wechseljahren, die sich zwi-

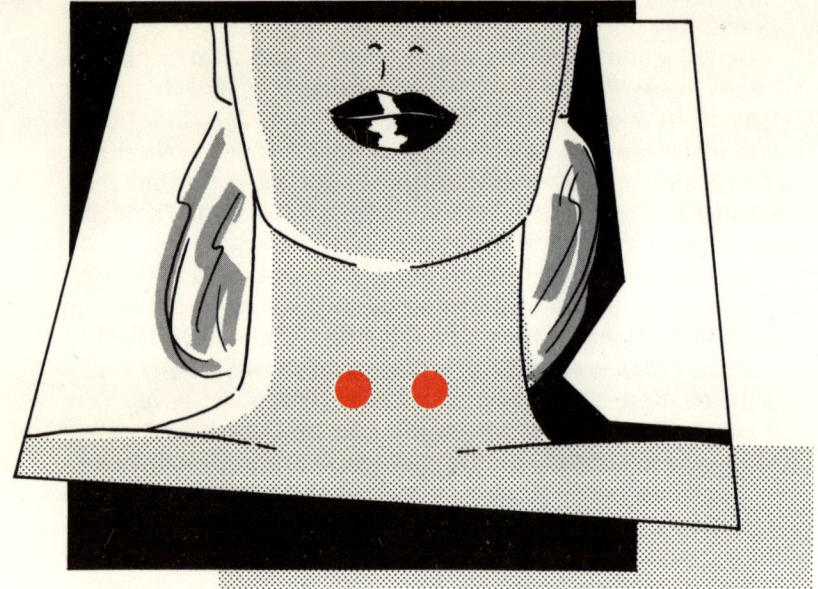

Wechseljahre

Die wichtigsten Behandlungspunkte befinden sich *links und rechts unterhalb der Schilddrüse.*

schen dem 45. und 55. Lebensjahr einstellen, können die Frauen ein sinnvolles und erfülltes Leben führen. Übrigens werden jene Frauen, die zu Hause Pflichten und im Beruf Verantwortung haben, mit den Belästigungen des Klimakteriums leichter fertig als jene, die ihre Wechseljahre »ausleben«.

Über 20 Prozent der Frauen spüren sowieso nichts von den Wechseljahren. Bei ihnen reguliert sich der Organismus ganz von selbst ein. Doch in vielen Fällen steigern unnötige Ängste das Gefühl, krank zu sein. Das Klimakterium bringt aber keinen Abfall der Leistungsfähigkeit, denn es ist nur eine Art »Schaltpause«. Auch die Fähigkeit zur körperlichen Liebe ist weiterhin voll vorhanden. Es liegt also kein Grund vor, sich trüben Stimmungen oder einer Art Torschlußpanik hinzugeben. An einer während dieser Zeit häufig zu beobachtenden Gewichtszunahme hat das Klimakterium ebenfalls keine Schuld, denn die liegt meistens nur an der falschen Ernährung oder an zuwenig Bewegung – und nicht an den Drüsen, wie viele Frauen fälschlich annehmen. Auch Krankheiten, die während des Umstellungsprozesses zufällig auftauchen, haben mit dem Klimakterium nichts zu tun. Aber es gibt Begleiterscheinungen, die einigen Frauen die Wechseljahre recht lästig machen: Hitzewallungen, Herzklopfen, Bluthochdruck, Zittern, Gedächtnis- und Konzentrationsschwäche. Diese Beschwerden lassen sich durch die Akupressur aber erheblich lindern . . .

Die wichtigsten Behandlungspunkte befinden sich *links und rechts unterhalb der Schilddrüse*. Neigen Sie den Kopf leicht nach vorn, damit die Halsmuskulatur entspannt wird. Nun legen Sie die Hände in den Nacken, Ihre Daumen an der Halsvorderseite links und rechts unter den Kehlkopf und massieren mit sehr sanftem Druck: fünfmal rauf und runter, gleichzeitig auf beiden Seiten, einmal morgens und einmal am Abend.

Weitere Punkte gegen Wechseljahresbeschwerden liegen *auf Ihrem Kopf, zwei Fingerbreit links und rechts neben dem Mittelscheitel*. Legen Sie beide Hände so auf den Kopf, daß sich die kleinen Finger am Mittelscheitel berühren, und drükken Sie mit den Handflächen sehr fest zu, wobei Sie die Haut nach hinten schieben. Das machen Sie dreimal täglich fünfmal hintereinander.

Die folgende Akupressurbehandlung muß von einem Partner durchgeführt werden, weil sich die entsprechenden Punkte

auf dem Rücken *zwischen den Schulterblättern links und
rechts neben der Wirbelsäule befinden*. Dort, *wo die vierten
Brustwirbel sitzen*, muß der Partner die Haut auf dem Knochen
eine halbe Minute lang mit mittelstarkem Druck hin- und herschieben, und zwar auf beiden Seiten gleichzeitig – ebenfalls
dreimal täglich.

Ein weiterer Punkt ist am besten gegen Hitzewallungen, und
er läßt sich auch problemlos in Gesellschaft akupressieren:
Legen Sie eine Mittelfingerkuppe *genau in die Mitte des Bauchnabels*, und drücken Sie fünfmal leicht zu. Behandeln Sie so
Ihren Nabel mindestens zweimal täglich zur Vorbeugung.

Die Akupressur sollte sowieso während des gesamten Klimakteriums durchgeführt werden, und mindestens noch ein
Jahr, nachdem die Regel ausgeblieben ist. Übrigens verscheucht diese chinesische Heilbehandlung nicht nur das Unwohlsein, sie verhindert auch ein vorzeitiges Altern der Haut –
was ja für das seelische Wohlbefinden recht förderlich ist!

Wetterfühligkeit
Sie können viel für Ihr Wohlbefinden tun

Wenn sich das Klima von einem Tag zum andern völlig verändert, führt dies bei vielen Menschen zu Beschwerden: Sie leiden unter Kopf- und Halsschmerzen, Husten, Übelkeit. Und
der Wetterumschwung drückt aufs Gemüt – schlechte Laune
ist allenthalben anzutreffen.

Warum unser Körper auf einen Wetterwechsel reagiert, hat
die Medizin noch nicht erkannt. Daß aber das Wetter viele
Menschen beeinflußt, läßt sich nicht bestreiten: Hält sich ein
wetterfühliger Mensch an einem Ort mit konstantem Klima auf,
stellen sich die sonst üblichen Beschwerden nicht ein.

Aber die Menschen empfinden bei einem Klimawechsel
nicht alle gleich: Manche spüren überhaupt nichts, andere
würden sich am liebsten ins Bett legen. Und auch die Symptome treten verschieden auf: Einige Menschen leiden vor dem
Wetterumschwung unter den genannten Beschwerden, bei
anderen stellen sie sich erst danach ein.

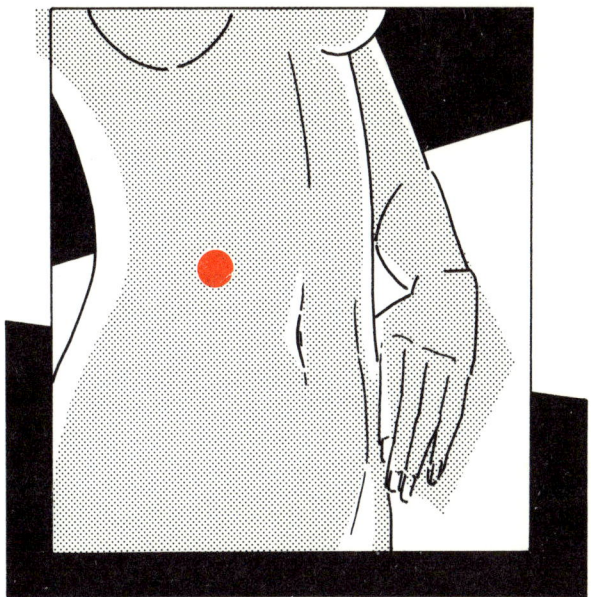

Wetterfühligkeit

Drücken Sie morgens gleich nach dem Aufwachen innerhalb von drei Minuten zehnmal hintereinander fest *auf den rechten Oberbauch, eine Handbreit unterhalb der untersten Rippe,* auf die Leber.

Was kann man gegen Wetterfühligkeit tun? Zur Tablette greifen? Die betäubt nur das Unwohlsein, aber beim nächsten
Wetterumschwung ist es wieder da. Eine bessere Wirkung hat
die Akupressur ...
Bei Wetterfühligkeit bieten sich eine ganze Reihe von Körperregionen zur Akupressur an, daher müssen Sie selbst aus-
probieren, bei welchem Punkt Sie am besten »anspringen«.

O Drücken Sie morgens gleich nach dem Aufwachen innerhalb
  von drei Minuten zehnmal hintereinander fest *auf den rechten Oberbauch, eine Handbreit unterhalb der untersten
  Rippe*, auf die Leber.
O Schließen Sie die *rechte Hand zur Faust,* und streichen mit
  ihr fünfmal *über die Innenfläche der linken Hand* – nur
  ganz sanft und nur in der Richtung zum Herzen. Danach
  behandeln Sie mit der linken Hand Ihre rechte Handfläche.
  Machen Sie das dreimal täglich.
O Leiden Sie besonders stark unter einem Wetterumschwung
  sollten Sie Ihren *Nacken* akupressieren: Legen Sie vier Finger beider Hände auf die *senkrecht verlaufenden Muskelstränge neben der Wirbelsäule*, und drücken Sie fest zu.
  Noch fester! Und nun schieben Sie unter diesem Druck
  fünfmal die Haut gegen die Muskelstränge hin und her. Tut
  es weh? Sehr schön – Sie haben alles richtig gemacht und
  sollten diese Akupressur mindestens zweimal am Tag durchführen.
O Massieren Sie mit dem Mittelfinger drei Minuten lang einen
  Punkt *kurz vor dem Ansatz Ihres rechten Ohrläppchens* auf
  der Gesichtshaut nach oben. Anschließend machen Sie dasselbe am linken Ohrläppchen – massieren jedoch nach
  unten.
O Hier ist der Akupressurpunkt nicht einfach zu finden, weil
  der nach »Cun« berechnet wird. Das ist eine alte chinesische
  Maßeinheit, die bei jedem Menschen anders ist. Beugen Sie
  die Finger Ihrer rechten Hand zu einer Kralle, und sehen
  Sie sich den Mittelfinger an, der bekanntlich aus drei Teilen
  besteht. Die Länge zwischen den oberen Endpunkten der
  beiden Hautfalten ist Ihr ganz persönliches »Cun«. Und nun
  messen Sie drei Ihrer »Cun« *oberhalb der beiden äußeren
  Fußknöchel* aus und finden – wenn Sie alles richtig gemacht

haben – einen Punkt, der druckempfindlich ist. Ihn müssen Sie an beiden Füßen so fest wie möglich dreimal täglich mit dem Daumen massieren.

Noch etwas: Wenn sich bei Ihren Akupressurbemühungen nicht gleich eine Linderung einstellt, sollten Sie nicht verzagen. Akupressur wirkt anders als eine Tablette. Dafür stärkt sie auf längere Sicht die Abwehrkräfte und wirkt vorbeugend.

Zahnschmerzen
Wenn Sie die »Wände hochgehen« ...

Schmerzen an den Zähnen treten meist erst dann auf, wenn Zahnkrankheiten wie Karies (Knochenfraß) oder wenn eine Entzündung des Nervs (Pulpitis) schon ihre ersten Phasen hinter sich haben. Manchmal ist der Zerfall des Zahnmarks jedoch bereits so weit fortgeschritten, daß die Bakterien die Wurzelhäute angreifen – dann könnte man bei jeder Berührung die buchstäblichen Wände hochgehen. Und das Zahnweh hat noch eine unangenehme Begleiterscheinung: Oft meldet es sich an einem Wochenende, wenn kein Zahnarzt Sprechstunde hat!
Viele Menschen greifen bei Zahnschmerzen in ihre Hausapotheke und schlucken in Ihrer Not eine Schmerztablette nach der anderen. Zuweilen hilft es, oft jedoch nicht. Einige binden sich ein dickes Tuch um den Kopf, aber die Wärme verstärkt meist die Schmerzen. Und Schnaps ist auch nicht das richtige Heilmittel – der Alkohol verstärkt nur noch das heftige Pochen im erkrankten Zahn.
Doch Akupressur kann Ihre Zahnschmerzen lindern, wenn nicht sogar verschwinden lassen! Das geht recht einfach, wenn Sie einige Punkte Ihres Körpers behandeln ...
Die beiden wichtigsten Punkte befinden sich an den Zeigefingern. Drücken Sie gleichzeitig *mit beiden Daumennägeln gegen die Zeigefinger – dort, wo die Nägel aus der Haut* herauswachsen. Auf der zum Daumen hingewandten Seite befindet sich etwa zwei Millimeter neben dem Nagelbett ein Punkt, der

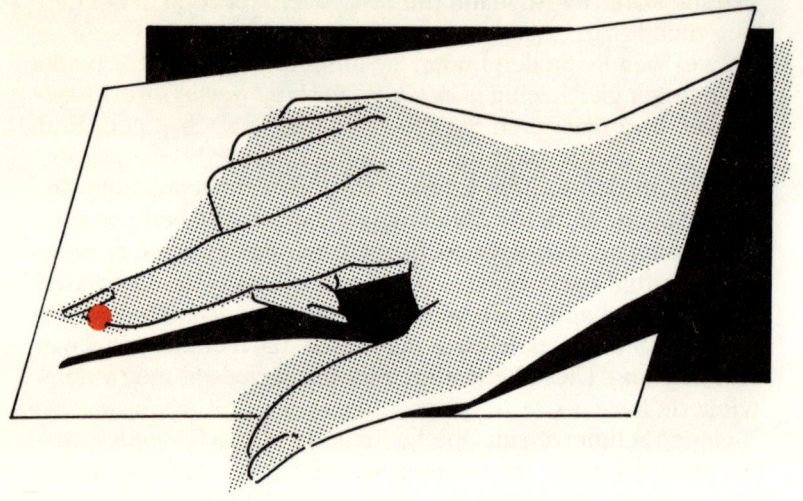

Zahnschmerzen

Die beiden wichtigsten Punkte befinden sich an den Zeigefingern. Drücken Sie gleichzeitig *mit beiden Daumennägeln gegen die Zeigefinger – dort, wo die Nägel aus der Haut* herauswachsen.

beim kräftigen Draufdrücken schmerzt. Genau dort müssen Sie mindestens zwei Minuten lang pressen – immer dann, wenn sich der schmerzende Zahn meldet.

Alle weiteren Punkte gegen Zahnweh befinden sich am Kopf: Drücken Sie mit dem Fingernagel Ihres Zeigefingers zehn Sekunden lang kräftig auf jene Stelle, die *genau in der Mitte zwischen Nase und Oberlippe* liegt. Anschließend machen Sie eine kurze Pause, dann pressen Sie erneut zehn Sekunden lang tüchtig zu.

Zwei weitere Stellen finden Sie am Mund. Führen Sie beide Zeigefinger gleichzeitig je *einen Fingerbreit neben Ihre Mundwinkel,* und massieren Sie die Haut kräftig nach unten, und zwar jede Stunde zwei bis drei Minuten lang.

Auch an den Kiefern können Sie Ihre Zahnschmerzen lindern: Legen Sie beide Mittelfinger *in die Grübchen vor dem Kiefergelenk am unteren Jochbein,* und massieren Sie nun die Haut kräftig nach oben – mindestens zwei Minuten lang. Anschließend gehen Sie mit den Fingern *zu den Winkeln der Unterkiefer* und massieren dort ebenfalls nach oben, auch zwei Minuten lang. Diese Behandlung sollten Sie jede Stunde einmal wiederholen.

Gegen Schmerzen im Oberkiefer empfiehlt sich die Akupressur zweier Punkte im Gesicht, die allerdings nicht leicht zu finden sind: Denken Sie sich *eine Linie, die von den äußeren Augenwinkeln gerade nach unten führt.* Dort sind *am Unterrand des Jochbeins zwei kleine Grübchen,* die Sie nun kräftig in Richtung Ohr massieren, und zwar auch jede Stunde einmal.

Sollten alle vorgenannten Methoden noch keine Linderung gebracht haben, müssen Sie Ihre Ohrläppchen akupressieren. Bei Zahnschmerzen im *linken Mundbereich* legen Sie das *linke Ohrläppchen* zwischen Daumen und Zeigefinger und massieren den *hinteren oberen Teil nach unten* – zwei Minuten lang. Tut im *rechten Mundbereich* ein Zahn weh, behandeln Sie, wie zuletzt angegeben, das *rechte Ohrläppchen, massieren aber nach oben!* Sollten Sie jedoch nicht feststellen können, ob der Schmerz jetzt links oder rechts auftritt, dann müssen Sie auf diese Weise eben beide Ohren gleichzeitig akupressieren – und die Übung stündlich wiederholen.

Literaturverzeichnis

BAHR, F. R.: Akupressur – Erfolgreiche Selbstbehandlung bei Schmerzen und Beschwerden. Mosaik-Verlag, München 1976.

BERNAU, L.: Das große Akupressur-Buch. Ehrenwirth Verlag, München 1986.

BOKSCH, M.: Natürlich heilen und behandeln – Praktische Heilkunde für jeden. BLV Verlagsgesellschaft, München 1986.

COHEN, S. S.: Magie der Berührung – Die Wirkkraft im Umgang mit Menschen und in der Heilbehandlung. Ariston Verlag, Genf/München 1989.

EWALD, H.-E.: Akupressur für jeden. Econ Verlag, Düsseldorf und Wien 1977.

HEUTER, M.: 100mal rasch kuriert – Bewährte Haus- und Heilmittel. Ariston Verlag, Genf/München 1988.

HÖHNE, A.: Heiltees, die Wunder wirken – Die Geheimrezepte des Tiroler Arztes Dr. med. Leonhard Hochenegg. Ariston Verlag, Genf/München 1986.

HOCHENEGG, Dr. med. L.: Die Kunst, nicht krank zu werden – So stärken Sie die Immunabwehr Ihres Körpers. Ariston Verlag, Genf/München 1987.

KAPLAN, Prof. Dr. Dr. med. L.: Mit Diabetes leben, ohne zu leiden – Was Sie tun dürfen und lassen sollen, um sich immer gut zu fühlen. Ariston Verlag, Genf/München 1987.

KAPLAN, Prof. Dr. Dr. med. L.: Ein Mann bleibt ein Mann – Lösungen für sexuelle Probleme. Ariston Verlag, Genf/München 1988.

Kunz, K. und B.: Das große Buch der Reflexzonenmassage – Selbstbehandlung an Hand und Fuß. Ariston Verlag, Genf/München 1987.

Künzel, D.: Der menschliche Organismus – gesund und krank. Verlag Volk und Gesundheit, Berlin 1985.

Nachtigall, Prof. Dr. med. L., und Heilman, J. R.: Östrogen – Was heutige sichere Therapie zu bewirken vermag. Ariston Verlag, Genf/München 1987.

Narciss, G. A.: Unser Hausarzt – Das große Gesundheitsbuch für die ganze Familie. Deutscher Bücherbund, Stuttgart und Hamburg 1970.

Norfolk, D.: Nie mehr müde und erschöpft – Frisch und vital in 21 Schritten. Ariston Verlag, Genf/München 1987.

Rückert, U.: Doktor Natur – Das Lexikon der sanften Medizin. Ariston Verlag, Genf/München 1986.

Senger, G., und Huber, Doz. Dr. Dr. med. J.: Hormone – Was sie sind und was sie bewirken. Ariston Verlag, Genf/München 1989.

DIE REIHE AKTUELLER SACHBÜCHER

in Balacron mit Goldprägung und cellophaniertem, farbigem Schutzumschlag

GEDÄCHTNIS BIS INS ALTER – DAS BIOLOGISCH-MEDIZINISCHE PROGRAMM GEGEN VERGESSLICHKEIT

Von Prof. Ladislaus S. Dereskey

Prof. L. S. Dereskey bietet in diesem Sachbuch ein attraktives Programm wirksamer Gedächtnishilfen. Sie erfahren, wie Sie Gedächtnisstörungen vorbeugen und beheben können. Im Spektrum dieser Expertenratschläge finden Sie neueste Forschungsergebnisse über Ernährung und Lebensführung, werden Sie Methoden eines zielführenden Kreislauf- und Gedächtnistrainings und die Möglichkeiten medikamentöser Hilfen kennenlernen. Sie dienen zugleich der Vorbeugung vorzeitigen Alterns. 190 Seiten, 8 Abb. und Tab., Best.-Nr. 1239.

VITAMINE UND MINERALSTOFFE – DIE BAUSTEINE FÜR IHRE GESUNDHEIT

Von Ulrich Rückert

Vitamine, Mineralstoffe und Spurenelemente sind lebenswichtige Bausteine für unsere Gesundheit. Ein Mangel kann u. a. zu Haarausfall, Sehstörungen, Schlaflosigkeit, Herzbeschwerden führen. Wer sich auskennt, ist sein bester Arzt. Das notwendige Wissen vermittelt dieses Buch, das auch ein umfangreiches Tabellarium enthält. 184 Seiten, Best.-Nr. 1301.

DIE NATUR DER PSYCHE – IHR AUSDRUCK IN KREATIVITÄT, LIEBE, SEXUALITÄT

Von Jane Roberts

Jane Roberts stellt in diesem neuen Erfolgsbuch die Psyche in ihrem natürlichen Ausdruck dar. Was in diesen Botschaften über die kreative Gestaltungskraft unseres psychischen Potentials, über Liebe und Sexualität – über Hetero- und Bisexualität sowie über homosexuelle und lesbische Triebe im Menschen – gesagt wird, ist erhebend und provozierend zugleich; es fordert jeden von uns heraus. 330 Seiten, Best.-Nr.1215.

SPEKTRUM DER HYPNOSE DAS GROSSE HANDBUCH FÜR THEORIE UND PRAXIS

Von Werner J. Meinhold

Ein Standardwerk, das bisher fehlte. Es ist eine unentbehrliche Hilfe für jeden heilkundlich pädagogisch Tätigen und zugleich ein faszinierendes Buch praktischer Lebenshilfe für jedermann. Das von Prof. Dr. D. Langen empfohlene Buch bietet konkrete Techniken und Suggestionsformeln zur Anwendung im Alltag und auf Fachgebieten, besonders in der Heilkunde. 454 Seiten, Best.-Nr. 1207.

ARISTON VERLAG · GENF/MÜNCHEN

CH-1211 GENF 6 · POSTFACH 176 · TEL. 022/786 18 10 · TELEX 413428

DIE REIHE AKTUELLER SACHBÜCHER

in Balacron mit Goldprägung und cellophaniertem, farbigem Schutzumschlag

WAS HEISST SCHON FRIGID!
INTIMTATSACHEN, DIE AUCH JEDER MANN KENNEN SOLLTE
Von Gerti Senger

Dieses auf führende Sexualwissenschaftler abgestütze Buch macht klar, daß die allermeisten Frauen, die von Männern als frigid bezeichnet wurden und sich dann infolge solcher Erfahrungen selbst für frigid halten, keineswegs gefühlskalt oder nicht geschlechtshingabefähig sind. In dieser rückhaltlos offenen »Liebesschule« für Frauen – die auch jeder perfekte Liebhaber kennen sollte – wird aufgezeigt, wie eine orgasmusgestörte Frau durch die Erforschung ihres Körpers und eigenverantwortliche Selbsthilfemaßnahmen zu sexueller Erfüllung findet. Ein Kapitel ist dem nach E. Gräfenberg benannten G-Punkt (G-Spot) gewidmet – der »Lustquelle sondergleichen«. Die Einführung von Dr. K. Stifter und das Schlußwort von Prof. Dr. E. Bornemann machen die Qualität dieses Buches deutlich. 212 Seiten, Best.-Nr. 1267.

GUTE MÄNNER SIND SO!
ES WURDE NOCH NICHTS BESSERES ERFUNDEN
Von Gerti Senger

Der Mann soll selbstsicher, dynamisch, erfolgreich, als Liebhaber ein Draufgänger, aber zugleich liebevoll, überaus zärtlich und möglichst fehlerlos sein – das ist, sagt die Autorin, ein bißchen zuviel verlangt. Männern wird dieses mit einem Schuß Humor geschriebene Sachbuch praktischer Lebenshilfe, das auf den Erkenntnissen neuester Sexualwissenschaft und angewandter Psychologie beruht, helfen, die Wünsche und Sehnsüchte der Frauen zu verstehen und sie richtig zu behandeln. Frauen werden die Männer besser begreifen lernen und sie lieben wollen – lieben mehr denn je, wie sie sind. 204 Seiten, Best.-Nr. 1283.

SINNENFREUDE, LEBENSLUST
100 REGELN FÜR EINE NEUE SINNLICHKEIT
Von Gerti Senger

Gerti Senger, Wissenschaftspublizistin und Fernsehmoderatorin, erklärt Ihnen sachkundig, aber immer amüsant, die Funktionsweise der fünf Sinne, deren Gebrauch uns in einer Welt rationaler Sachlichkeit und prüder Tabuisierung gesunder Sinnlichkeit weitgehend abhanden gekommen ist. In hundert bestehend einfachen »Sinnlichkeitsregeln« gibt sie Tips und verrät Tricks, wie jeder einzelne der fünf Sinne geweckt, geschärft und kultiviert werden kann. Schließlich ist jedes lustvolle Erlebnis – nicht nur das sexuelle – an einen oder mehrere der fünf Sinne gebunden. Die von der Autorin propagierte neue Sinnlichkeit führt Sie zu erhöhter Erlebnisfähigkeit und daher zu gesteigerter Lebensfreude. 216 Seiten, 5 Abbildungen, Best.-Nr. 1325.

ARISTON VERLAG · GENF/MÜNCHEN
CH-1211 GENF 6 · POSTFACH 176 · TEL. 0 22/78 61 8 10 · TELEX 413428